Elisabeth Engler

Heilpflanzen Tinkturen

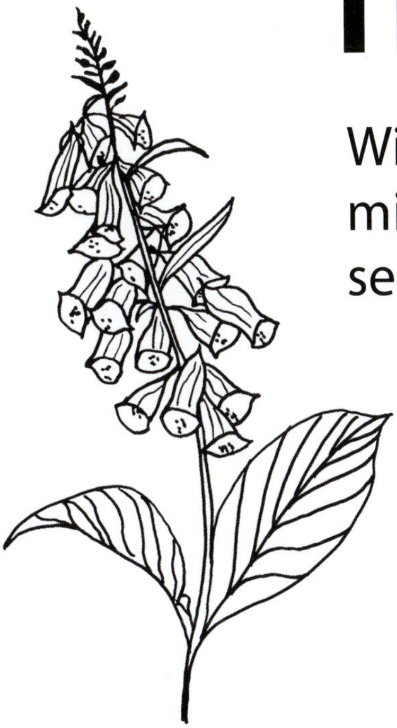

Wirksame Kräuterauszüge mit und ohne Alkohol selbst herstellen

Bibliografische Information der Deutschen Nationalbibliothek:
Die Deutsche Nationalbibliothek verzeichnet diese Publikation in der Deutschen Nationalbibliografie; detaillierte bibliografische Daten sind im Internet über http://dnb.d-nb.de abrufbar.

Elisabeth Engler – 4., ergänzte Auflage 2023

Fotos, Text und Gestaltung: Elisabeth Engler
Umschlaggestaltung: Elisabeth Engler
Umschlagmotiv: Elisabeth Engler unter Verwendung von Motiven von Tatevosian Yana /Shutterstock.com

Bildnachweise:
©: S. 12 Jesuisaujardin - Pixabay.de, S. 15 13smile - Fotolia.com, S. 20 unicusx - Fotolia.com, S. 33 MKovo /Shutterstock.com (links), S. 34 © Kevin Oh - Fotolia.com (links), S. 34 Nataly Studio /Shutterstock.com (rechts), S. 36 Olga Miltsova /Shutterstock.com, S. 45 unpict - Fotolia.com (rechts), S. 51 Lopatin Anton /Shutterstock.com (unten), S. 57 Ruckszio - Fotolia.com

© Elisabeth Engler: S. 11, S. 13, S. 18, S. 19, S. 22, S. 24, S. 25, S. 26, S. 27, S. 29, S. 30, S. 32, S. 33 (rechts), S. 35 (beide), S. 44, S. 46, S. 47, S. 50, S. 56
© Karl-Heinz Engler: S. 9, 14, S. 16, S. 17, S. 21, S. 23, S. 28, S. 37, S. 38, S. 40, S. 41, S. 42, S. 43, S. 45 (links), S. 48, S. 49, S. 51 (oben), S. 52, S. 53, S. 54, S. 55

Druck:
Generál Druckerei GmbH
6728 Szeged, Kollégiumi út 11/H
Ungarn

Herausgeber:
CBV Compbook Verlag
Karl-Heinz Engler Dipl. Ing. (FH)
Kätnerweg 7
D-24992 Jörl
www.Compbook.de
email: compbook@gmx.de

ISBN 978-3-934473-20-1

Hinweis:
Alle in diesem Buch gemachten Rezepte, Angaben und Anwendungshinweise wurden von der Autorin mit Sorgfalt zusammengestellt und erprobt. Dennoch übernehmen weder Verlag noch Autorin eine Verantwortung auch im Sinne jeglicher Haftung oder Garantie für mögliche Folgen oder inhaltlicher Unrichtigkeit und schließen diese aus. Alle Hinweise für die mögliche Anwendung der Kräuter beruhen auf langjährigen Erfahrungen und Überlieferung und ersetzen keinesfalls eine ärztliche Konsultation. Es werden hier weder direkt noch indirekt medizinische Ratschläge erteilt, keinerlei Diagnosen gestellt oder Verordnungen erteilt.

INHALTSVERZEICHNIS

Über Tinkturen

Was versteht man unter einer Tinktur?

Als Tinktur (aus dem lateinischen „tinctura") bezeichnet man einen Extrakt, einen Auszug, der im Wege der Mazeration oder Perkolation aus meist pflanzlichen Grundstoffen und Alkohol, Wasser, Spiritus oder, in unserem Fall auch Essig hergestellt wird. Dabei gibt es sowohl Tinkturen aus einzelnen Stoffen (Tinctura simplex) als auch aus mehreren (Tinctura composita). Je nach Einsatzgebiet empfiehlt es sich, auch aus Tinkturen von Einzelstoffen eine eigene, neue Mischung zusammenzustellen um die Wirkung zu verstärken und gleichzeitig die Einnahme an sich zu vereinfachen.

Mazeration

Durch die Versetzung der Trägersubstanz mit Wasser oder Alkohol für einen bestimmten Zeitraum werden die gewünschten Inhaltsstoffe gelöst. Durch leichte Erwärmung (zum Beispiel in der Nähe der Heizung oder warme Zimmertemperatur) wird dieser physikalische Prozess unterstützt und beschleunigt. Das Endprodukt nennt man Mazerat. In der Naturheilkunde sind meistens sogenannte „Kalte Aufgüsse" üblich zur Herstellung von Tinkturen.

Perkolation

In einem Sickerverfahren durchfließt das (i. d. R. erwärmte) Lösungsmittel das meist feste Substrat, aus dem es die gewünschten Inhaltsstoffe herauslösen soll. Manchmal wird dieser Vorgang wiederholt, bis die gewünschte Sättigung erreicht ist.

Anwendungsbereiche von Tinkturen

Tinkturen haben den Vorteil, die heilkräftigen Inhaltsstoffe der Kräuter in einer viel höheren Konzentration zu enthalten als in der herkömmlichen Anwendungsweise (wie zum Beispiel als Aufguss oder Tee). Soviel Tee kann man kaum trinken, um die gleichen Wirkstoffe einzunehmen wie in ein paar Tropfen Tinktur bereits enthalten sind. Tees sind im Grunde Mazerationen auf Wasserbasis: für einige Minuten wird heißes oder kochendes Wasser auf das entsprechende Kraut geschüttet, das darin mazeriert. Danach wird das Kraut abgesiebt und das Mazerat, also der Tee, dann getrunken. Doch viele der heilkräftigen Inhaltsstoffe lösen sich nun einmal nicht im Wasser, bleiben daher ungenutzt und werden mit dem Teesatz entsorgt. Durch die tage- oder sogar wochenlange Mazeration in Alkohol, der auch einen bestimmten Anteil an Wasser hat, lösen sich eben diese Stoffe und stellen damit ein sehr heilkräftiges Arzneimittel dar. Man kann Tinkturen sowohl innerlich (tropfenweise) als auch äußerlich (Einreibungen oder für Salben) verwenden. Auch unterwegs sind sie schnell einsetzbar: verdünnt in etwas Wasser oder Tee kann man sie jederzeit einnehmen.

Die Mischung macht`s: Aus den diversen Tinkturen einzelner Kräuter kann je nach Bedarf schnell die Mischung hergestellt werden, die gerade gebraucht wird, um auftretende Beschwerden zu behandeln.

Die bedeutet natürlich nicht, dass ein Arztbesuch überflüssig ist! Doch sehr oft lässt sich durch die Verwendung passender Kräuter verhindern, dass aus kleineren „Wehwehchen" Große werden. Auch kann die ärztliche Behandlung oft durch eine vorher abgesprochene begleitende Kräutertherapie auf sanfte Weise unterstützt werden.

Dabei muss für das jeweilige Kraut, aus dem der Auszug hergestellt werden soll, auch die richtige Mischung aus Alkohol und Wasser gefunden werden. Zumeist wird dafür 70 Vol.-% Weingeist verwendet. Doch auch entsprechend verdünnter Melissengeist, der in der Regel etwa 80 Vol.-% Alkohol enthält, ist ein preiswertes Lösungsmittel. Doch darf man natürlich niemals den Alkoholgehalt der Tinktur und seine Auswirkung bei regelmäßigem Genuss auf den Organismus unterschätzen! Daher unbedingt immer vor der Einnahme verdünnen. Für kleine Kinder, Säuglinge und alkoholempfindliche Personen sind Tinkturen auf Essigbasis besser geeignet oder Glycerintinkturen. Der wenig gaumenfreundliche Geschmack konzentrierter Essigheiltinkturen wird durch eine starke Verdünnung mit Tee oder gegebenenfalls Saft oder durch Süßen mit Honig verbessert.

Welche Inhaltsstoffe sind in Tinkturen enthalten?

Was genau in der fertigen Tinktur enthalten ist, hängt natürlich davon ab, welche Kräuter zum Extrahieren hineingegeben werden. Zu den Kräutern selbst gesellt sich dann das weiter unten beschriebene Auszugsmittel (Alkohol, Essig oder Glycerin) sowie Wasser. Verwendet man höherprozentigen Alkohol, muss dieser meist leicht verdünnt werden. Es kann auch ein genau passender sogenannter Weingeist gekauft werden (oft in der Apotheke, aber auch im Drogeriehandel erhältlich). 70 Vol.-%iger Weingeist enthält 70 Teile unvergällten, also medizinisch tauglichen Alkohol sowie 30 Teile Wasser. Stellt man selbst eine Mischung her, so ist es übrigens zur weiteren Verarbeitung und Herstellung unserer eigenen „Kräutermedizin" sehr positiv, wenn man kein normales Leitungswasser sondern frisches Quellwasser, gegebenenfalls auch aus der (Glas-) Flasche verwendet. Diese Mischung aus Wasser und Alkohol oder auch der verwendete Essig, der ebenfalls Wasser enthält oder eine Mischung aus (pflanzlichem) Glycerin und Alkohol ziehen nun aus unseren Kräutern die ersehnten Wirkstoffe heraus. Dazu benötigen sie jedoch Zeit, wir möchten ja auch eine möglichst starke Wirksamkeit erreichen. Das kann dann ein Problem sein, wenn wir unsere Tinktur sehr schnell benötigen, weil ein akutes Gesundheitsproblem vorliegt. Daher lohnt es sich, Tinkturmischungen rechtzeitig anzusetzen, also bereits Wochen oder sogar Monate bevor wir sie verwenden wollen. Es gibt Hersteller, die ihre Kräuteransätze sogar über Jahre extrahieren lassen. Soviel Zeit wollen wir uns jedoch nicht nehmen, und unsere „Herstellbedingungen" sind wohl auch andere als die der Profis. Doch bereits im Frühjahr können wir erste Sprossen und Triebe einsammeln, Wurzeln ausgraben und in Alkohol einlegen. Im Sommer kommen dann Blüten und Blätter hinzu, im Herbst eventuell auch wieder andere Wurzeln und heilsame Früchte, Beeren oder Samen. Doch nur, wer sich wirklich damit auskennt, sollte sich daran machen, selbst auf die „Kräuterjagd" zu gehen, damit er nichts Giftiges erwischt und sich oder anderen noch damit schadet! Daher verwenden wir, auch wenn sie unter Umständen nicht ganz so wirksam sein mögen, durchaus auch getrocknete Kräuter, die wir im gutem Fachhandel (siehe Hinweis im Anhang) oder in Apotheken erhalten. Dann können wir uns wirklich sicher sein, dass genau das in der Tüte enthalten ist, was das Etikett aussagt.

Doch auch der Sammelplatz an sich muss unbedingt genau unter die Lupe genommen werden: wird er gedüngt, mit Unkrautverhütungsmitteln gespritzt, wird Jauche ausgebracht, könnte Tierkot daran sein, eventuell auch vom Fuchs, der den Fuchsbandwurm übertragen kann? Sind befahrene Straßen in der unmittelbaren Nähe, könnten Autoabgase unsere Heilpflanze zur „Unheilpflanze" machen?

Und zu guter Letzt die Pflanze selbst: ein naturbewusster Mensch nimmt nie mehr, als eine Pflanze vertragen kann, er zerstört sie nicht, sondern nimmt sich nur einen Teil davon (vorsichtig!). Besonders bei der Ausgrabung von Wurzeln ist dies kein leichtes Unterfangen, man benötigt zumeist einen Spaten dafür, sonst brechen die Wurzeln ab. Achten Sie auch auf geschützte Pflanzen, die darf man keinesfalls sammeln, schon gar nicht ausgraben!

Wie stellt man eine Tinktur her?

Frischpflanzen

Sie sollten meist mit 70 Vol.-%igem Alkohol ausgezogen werden um jeglicher Gefahr von Schimmelbildung und Verkeimung vorzubeugen. Der hohe Alkoholgehalt sorgt für lange Haltbarkeit. Die Mischung von 70 Teilen Alkohol und 30 Teilen Wasser ist am besten dazu geeignet, sowohl um alkohol- als auch wasserlösliche Bestandteile aus den Pflanzen zu lösen. Eine so hergestellte Tinktur muss vor der Einnahme selbstverständlich gut verdünnt werden, sonst ist sie unangenehm scharf. Man sollte sich dennoch darüber im Klaren sein, wie viel Alkohol man hier zu sich nimmt (insbesondere, wenn man noch fahren muss oder andere Medikamente zu sich nimmt).

Getrocknete Pflanzenteile

Hier kommt es seltener zu Schimmelbildung, da durch das Trocknungsverfahren so gut wie kein Wasser mehr in der Pflanze enthalten ist. Daher genügt dann ein niedriger Alkoholgehalt, wenn man nicht Inhaltsstoffe lösen will, die eben nur in Hochprozentigem löslich sind! In der Regel benötigt man etwa 1/3 getrocknetes Kraut auf 2/3 Alkohol.

Wichtig ist, daß die Pflanzenteile immer gut von der Flüssigkeit bedeckt werden und das Ganze möglichst täglich gut geschüttelt wird!

Essig-Tinkturen

Hier werden die Kräuter nur in Essig gelegt und die Inhaltsstoffe auf sanftere Art und Weise ausgezogen, jedoch nur die wasser- und säurelöslichen, da so gut wie kein Alkohol darin enthalten ist. Vor allem bei der Verwendung von Frischpflanzen besteht die Gefahr der Verkeimung und Schimmelbildung. Daher wird der Essig meist kurz aufgekocht und die Kräuter darin eingelegt, so dass alle Teile bedeckt sind. Die so hergestellten Tinkturen halten sich etwa 6 Monate lang. Haben sich Geruch oder Aussehen verändert, ein Belag gebildet, so muss man sie unbedingt entsorgen! Eine Essigmutter ist jedoch kein schlechtes Zeichen, die Tinktur könnte man theoretisch dennoch verwenden. Die Aufbewahrung an einem kühlen und dunklen Platz empfiehlt sich unbedingt. Der Vorteil von Essigtinkturen liegt darin, dass sie auch bei alkoholkranken, oder alkoholempfindlichen Personen sowie bei Schwerkranken, Senioren oder Kindern eingesetzt werden können. Auch Leute mit einer starken Abneigung gegenüber Alkohol bevorzugen meist Essigtinkturen. Allerdings hat Essig einen sauren Geschmack, der durch eine starke Verdünnung der Tinktur oder das Hinzufügen von etwas Honig abgeschwächt wird und dadurch nicht mehr so sauer schmeckt. Außerdem kann man bei Bedarf dann auch mehr davon einnehmen oder öfters, da man nicht wie bei Alkoholtinkturen auf den Alkoholgehalt achten muss. Bitte verwenden Sie unbedingt Bio-Essig bzw. naturtrüben Bio-Apfelessig!

Glycerintinkturen

Hier werden die Pflanzenteile (frisch oder getrocknet) in einem Gemisch aus Alkohol, Glycerin (pflanzlich) und Wasser ausgezogen. Davon nimmt man nur wenige Tropfen ein. Aufgrund des niedrigen Alkoholgehaltes und eines süßlichen Geschmacks kann man sie auch Kindern verabreichen. Auf diese Weise erhält man ein wirksames Präparat, das gut haltbar ist und einen niedrigeren Alkoholgehalt aufweist. Wer lieber Glycerintinkturen herstellen möchte, tauscht einfach den in Alkoholtinkturen angegebenen Alkohol aus gegen eine Mischung aus Glycerin und 80 Vol.-%igem Weingeist oder Ansatzalkohol im Verhältnis 1:1. Das (frische, fein gehackte oder getrocknete) Pflanzengut 3-4 Wochen lang darin ausziehen lassen, abfiltern, dunkel und kühl lagern. Haltbar bis zu 2 Jahren. Glycerintinkturen sind fast ebenso einfach herzustellen wie alkoholische Auszüge (man muss nur Glycerin und Alkohol gut verrühren!), jedoch nicht für Alkohol- bzw. Suchtkranke verwendbar.

Honigtinkturen bzw. Honigmazerate

Nicht nur geschmacklich besonders wertvoll sind Honigtinkturen. Sie wirken gleichzeitig beruhigend und entzündungshemmend, sofern man dafür hochwertigen, nicht zu lange gelagerten Bio-Honig eines guten Imkers verwendet. Dafür lösen sich nicht alle Inhaltsstoffe von Heilkräutern darin, aber die wasserlöslichen und fettlöslichen Stoffe sowie ein Teil der ätherischen Öle. Eine altbekannte Honigtinktur ist zum Beispiel der Fenchelhonig. Ein Vorteil ist, dass auch hier keinerlei Alkohol enthalten ist. Dennoch dürfen Honigmazerate nur Kindern über 1 Jahr gegeben werden (Botulismusgefahr!). Vorsicht bei Pollenallergien! Für Diabetiker sind Honigtinkturen nicht wirklich geeignet!

Selbstbehandlung

Heilpflanzen können heilen helfen. Sich mit der Pflanzenheilkunde auseinander zu setzen bedeutet auch, Verantwortung zu übernehmen für die eigene Gesundheit. Informieren Sie sich jedoch immer gründlich über den Gebrauch von Heilpflanzen! Bei Krankheit oder auftretenden Schmerzen muss dennoch ein Arzt oder Therapeut aufgesucht werden. Nach der Diagnose und Abklärung der Behandlung können Tinkturen und Tinkturmischungen eine echte Bereicherung und Hilfe bei Ihrem Weg zur Heilung sein! Doch Kräuter sind nicht nur heilend und stärkend! Allzuviel kann auch ungesund sein und so muss eine Einnahme immer auch individuell angepasst werden. In der Regel wird ein 120 Kilogramm schwerer Mann beispielsweise wesentlich mehr Wirkstoff benötigen um eine gute Reaktion zu erreichen als eine junge Frau mit 50 Kilo! Passen Sie daher auch die Einnahmemenge bitte immer an die jeweilige Person an. Fangen Sie lieber mit einer geringen Menge an und steigern diese bei Bedarf. Bemerken Sie sehr heftige unerwünschte Reaktionen, so verringern Sie die Dosis sofort! Haben Sie einmal vergessen, die Tinktur einzunehmen, holen Sie dies nicht nach sondern machen Sie einfach mit der Nächstfälligen weiter. Achten Sie auch auf Nebenwirkungen und ob Gegenanzeigen bekannt sind, also wann diese Pflanze nicht eingenommen werden sollte (z. B. in Schwangerschaft und Stillzeit, bei bestehenden Problemen der Nieren oder des Herzens etc.).

Rezepte

Vorbereitung:

Die gesäuberten, aber am besten nicht gewaschenen Kräuter werden nun entweder grob geschnitten oder fein zerkleinert mit einem scharfen Messer. Danach füllt man sie in ein passendes Schraubglas, in der Regel 1/3 bis zur Hälfte. Nun gießt man das Auszugsmittel darüber: Alkohol, Essig, Honig oder Glycerin-Alkohol-Gemisch. Gut verschrauben und für die vorgeschriebene Zeit an einem zimmerwarmen Ort (wenn nicht anders angegeben) ausziehen lassen. Während dieser Phase täglich kräftig schütteln!

Für alle Rezepte ist der folgende Arbeitsschritt derselbe:

Nachdem die Kräuter in dem Lösungsmittel genügend Zeit verbracht haben (wird jeweils angegeben), wird das Gemisch nun durch ein Sieb gefiltert. Nun lässt man das Ganze noch einen Tag lang setzen, um die kleinen Schwebeteilchen besser herausfiltern zu können.

Als nächstes wird die Flüssigkeit durch einen Kaffeefilter oder ein Lein- bzw. Gazetuch gefiltert. Dann füllt man die nun fertige Tinktur möglichst in gefärbte Fläschchen (braun oder blau) mit Tropfausguss ab und beschriftet sie mit Etiketten. Schreiben Sie unbedingt Inhalt, Alkoholgehalt und Datum darauf. Man bewahrt Tinkturen möglichst dunkel und kühl auf um so die Haltbarkeit zu verlängern und die Stabilität der Wirkstoffe zu gewährleisten. Dennoch reduzieren sich Alkohol- und Essigtinkturen ein wenig durch leichte Verdunstung im Laufe der Zeit und so sollten alkoholische Tinkturen innerhalb eines Jahres verbraucht werden. Auch wenn sie danach nicht verdorben sind, wirken sie längst nicht mehr so gut wie Frische, und neues Material bekommt man dann auch bereits wieder. Verdünnen Sie bei Bedarf hochprozentigen Alkohol wie folgt auf die gewünschte Stärke (die Angaben sind der Einfachheit wegen leicht auf- bzw. abgerundet):

Alkohol	**Wasser**	**Mischung**
73 ml 96 % Vol.	+ 27 ml	= 100 ml 70 %ige Alkohollösung
78 ml 90 % Vol.	+ 22 ml	= 100 ml 70 %ige Alkohollösung
86 ml 80 % Vol.	+ 12 ml	= 100 ml 70 %ige Alkohollösung
62 ml 96 % Vol.	+ 38 ml	= 100 ml 60 %ige Alkohollösung
67 ml 90 % Vol.	+ 33 ml	= 100 ml 60 %ige Alkohollösung
75 ml 80 % Vol.	+ 25 ml	= 100 ml 60 %ige Alkohollösung
52 ml 96 % Vol.	+ 48 ml	= 100 ml 50 %ige Alkohollösung
56 ml 90 % Vol.	+ 44 ml	= 100 ml 50 %ige Alkohollösung
63 ml 80 % Vol.	+ 37 ml	= 100 ml 50 %ige Alkohollösung

Essigtinkturen halten sich nicht ganz so lange wie Alkoholtinkturen. Bemerkt man Veränderungen wie Belag oder Schimmelbildung, sofort entsorgen! Mir ist es auch schon passiert, dass sich eine Essigmutter gebildet hat im Apfelessig-Tinkturansatz. Das ist eigentlich sogar ein Zeichen von guter Qualität, und dass der Essig nicht „tot" ist. Es bleibt jedem selbst überlassen, ob er einen derartigen Ansatz dennoch entsorgen oder verwenden will, schlecht ist er sicherlich nicht!

Essigtinkturen bewahrt man am besten kühl und dunkel auf und verbraucht sie wie folgt: Bei Rezepten mit frischen Kräutern innerhalb von 4 Monaten, mit getrockneten Kräutern innerhalb von 6 Monaten. Die Haltbarkeit wird verlängert durch das Aufkochen von Essig, bevor man ihn noch heiß über die frischen Kräuter gießt.

Glycerintinkturen sind bis zu 2 Jahre haltbar.

Honigmazerate sollten am besten innerhalb von 6 Monaten verbraucht werden.

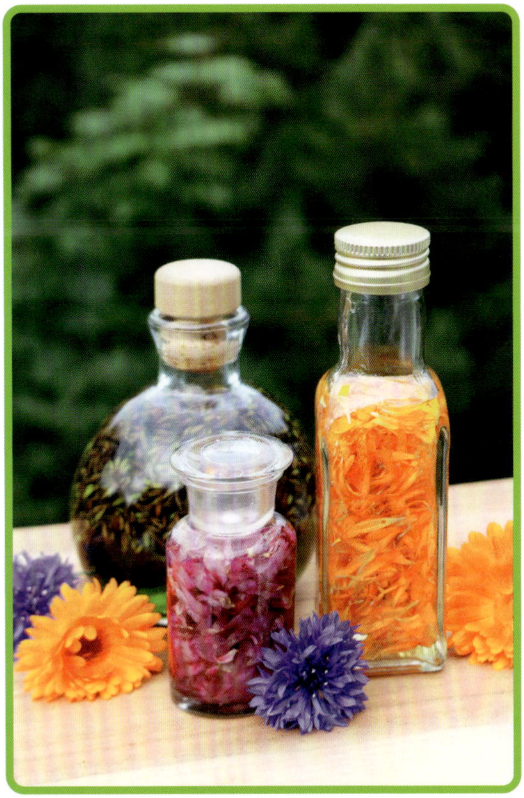

TIPP:

Je schneller eine Tinktur benötigt wird (und somit nur eine kurze Ausziehphase hat) desto feiner sollten die Kräuter sein: frisches Kraut also vorher sehr fein hacken und wiegen, getrocknete Kräuter im Mörser pulverisieren. So wird die Oberfläche vergrößert, die mit dem Auszugsmittel reagieren kann. Tägliches Schütteln sollte Routine sein.

Einzeltinkturen: Tinctura simplex

Tinkturen immer kurz vor oder nach dem Essen einnehmen und mit Wasser verdünnen! Nach Abklingen der Beschwerden oder spätestens 4 Wochen eine Einnahmepause einlegen!

Für die innerliche Anwendung

Bibernelle (Große Pimpinelle)

1 Handvoll Bibernelle (Wurzel), frisch
etwa 200 ml Alkohol, 50 Vol.-%

Die Wurzeln mit einer Bürste gut abreiben und von Erde befreien, Reste mit Wasser abspülen. In kleine Stücke schneiden und in ein Glasgefäß geben. Mit dem Alkohol auffüllen, alle Teile müssen gut bedeckt sein. 3-4 Wochen lang ausziehen lassen, dabei öfter schütteln. Werden getrocknete Wurzeln verwendet, quellen diese stark auf. Man benützt also ein großes Glas und füllt nicht mehr als 1/4 mit den Wurzelstücken.

Inhaltsstoffe
Gerbstoffe, Saponine, Polyacetylene, Cumarinderivate wie Pimpinellin etc.

Wirkung
Schleimlösend, harntreibend, entgiftend, entzündungshemmend, schweißtreibend, menstruationsfördernd, blutreinigend, entblähend.

Verwendung
Bronchitis, Husten, Heiserkeit, Grippe, Entzündungen in Hals und Rachen (auch zum Gurgeln), Erkältung, Fieber, Rheuma, Gicht, Magen- und Verdauungsprobleme.

Dosierung
2-3mal täglich 25 Tropfen in Wasser oder Tee.

Gegenanzeigen
Überdosierung von Cumarinen führt zu Leberschäden, eine Kombination mit Acetylsalicylpräparaten wegen der verstärkten Blutungsgefahr vermeiden!

Echinacea (Sonnenhut)

50 g Sonnenhut (Wurzel, Blätter, Blüten), getrocknet
250 ml Melissengeist, 80 Vol.-%
100 ml abgekochtes, abgekühltes Wasser

Die sauberen Kräuter in ein Glas schichten und mit dem Alkohol und dem Wasser an einem mäßig warmen Ort mindestens 6, besser 8 Wochen lang ausziehen lassen.

Inhaltsstoffe
Echinacin, Bitterstoffe, Harze.

Wirkung
Antiviral, entzündungshemmend, wundheilungsfördernd, prophylaktisch, abschwellend.

Verwendung
Innerlich: Zur Stärkung der Immunabwehr bei drohender Erkrankung und Ansteckungsgefahr, bei Erkältung, grippalen Infekten und Katarrhen.

Äußerlich: Förderung der Wundheilung. In Salbe gegen Herpesbläschen oder in Form von Umschlägen (verdünnt 1:4 oder 1:5) bei Nagelbettentzündung, Brandwunden, Stichen und Abszessen.

Dosierung
Akut: Erstdosis 50 Tropfen, dann bis zu 6mal täglich 10 Tropfen in Tee oder Wasser, nicht länger als 3 Tage lang; Kur zur Abwehrsteigerung 3 Wochen lang 3mal täglich 15-20 Tropfen.

Gegenanzeigen
Vorübergehend verwenden, um die Immunabwehr zu unterstützen!

Echinacea-Honigmazerat

400 g Honig vom Imker
(z. B. Akazienblüten- oder Fenchelblütenhonig)
200 ml frisch aufgeblühter Sonnenhut,
ganze Pflanze

Den Sonnenhut säubern und fein schneiden. In ein Ansatzglas geben, mit dem Honig auffüllen, so dass alles gut bedeckt ist. Verschlossen 4 Wochen lang lichtgeschützt an einem warmen Ort ausziehen lassen. Täglich mehrmals umdrehen. Dann den Honig durchfiltern, dafür muss er etwas angewärmt sein, sonst läuft er nicht durchs Sieb. Entweder man stellt ihn eine Stunde lang vorher in die Nähe der Heizung oder stellt das Glas solange in ein warmes Wasserbad, bis er dünnflüssig wird (nicht über 40 Grad erhitzen!). Am einfachsten geht dies übrigens im Thermomix® (oder einem ähnlichen, vergleichbaren Thermokochgerät), in dem man den Honig 10 Minuten lang bei 37 Grad rührt. Gefilterten Honig in das saubere Glas füllen, dunkel lagern.

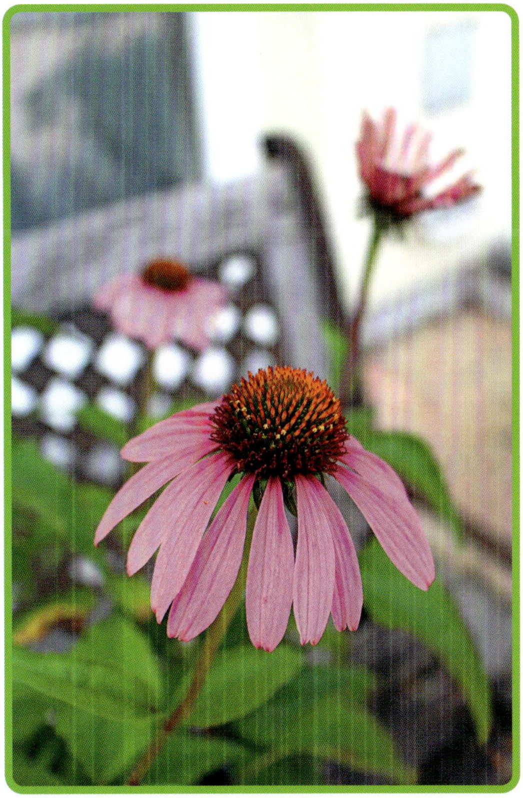

Inhaltsstoffe
Honig: Kalzium, Vitamin C, Enzyme, Glukonsäure, Methylglyoxal.
Echinacea: Echinacin, Bitterstoffe, Harze.

Wirkung
Antibakteriell, entzündungshemmend, immunanregend, stoffwechselanregend.

Verwendung
Regt die Immunabwehr an bei drohender Erkältung und deren ersten Anzeichen; bei chronischen Infekten.

Dosierung
Erwachsene und Schulkinder nehmen 2-3mal täglich 1 EL ein, Kinder ab 1 Jahr 2-3mal täglich ½-1 TL pur oder in warmem Tee.

Gegenanzeigen
Nicht für Kinder unter 1 Jahr verwenden! Honig kann das Bakterium Clostridium botulinum enthalten, der für Säuglinge höchst gefährlich ist, denn ihr Darm kann sich dagegen noch nicht wehren. Bei vorliegenden Kreuzblütler-Allergien kann es zu ungewollten Reaktionen kommen.

Eisenkraut (Verbena officianlis)

1 Handvoll Eisenkraut
(Stängel, Blätter, Blüten), frisch
300 ml Alkohol, 70 Vol.-%

Das Eisenkraut säubern und klein schneiden. Die harten Stängel lassen sich am besten mit einer Schere in Stücke schneiden. In ein Glas schichten und mit dem Alkohol an einem mäßig warmen Ort 4 bis 8 Wochen lang extrahieren lassen.

Inhaltsstoffe
Verbenalin, Verbenin, Glykoside, ätherische Öle, Aucubin, Bitterstoffe, Gerbstoff, Gerbsäure, Flavonoide, Iridoidglykoside, Kieselsäure, Schleim.

Wirkung
Blutverdünnend, blutreinigend, entzündungshemmend, schmerzstillend, harntreibend, entkrampfend, antibakteriell, anregend, regt den Gallenfluss an.

Verwendung
Innerlich: Gegen Erkältungen, zur Förderung des Stoffwechsels und der Verdauungsorgane. Wichtiges Mittel gegen Depression und Verstimmungszustände des Nervensystems (dazu muss es aber regelmäßig eingenommen werden, nicht zu plötzlich absetzen sondern langsam „auslaufen" lassen) und bei Rheuma, Gicht, Wechseljahrsbeschwerden und Migräne.

Äußerlich: Zur Förderung der Wundheilung und gegen Ekzeme in Form von Waschungen, Bädern und Umschlägen (verdünnt).

Dosierung
3mal täglich 10 bis 30 Tropfen verdünnt einnehmen.

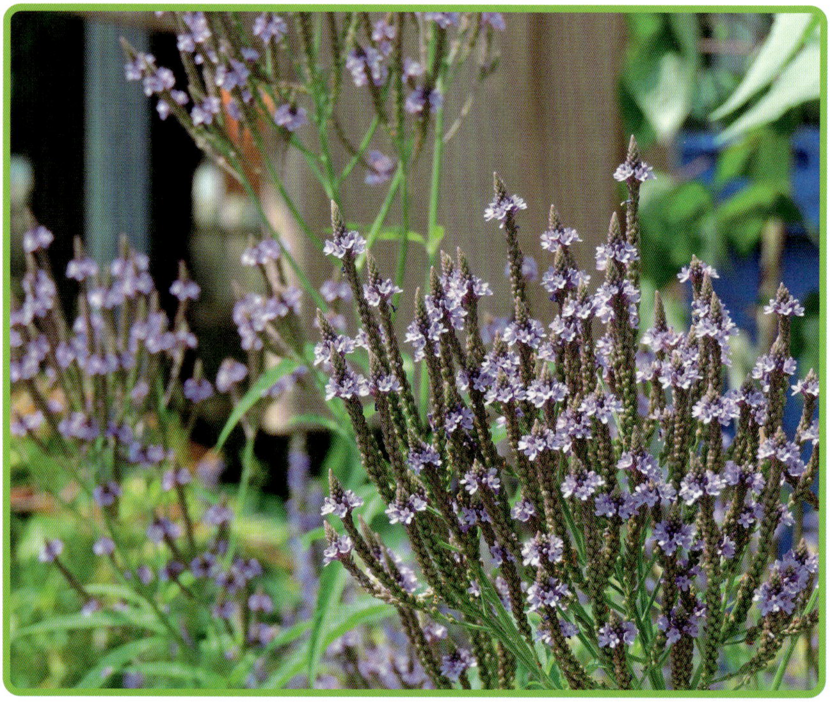

Fenchelhonig

500 g Honig vom Imker
(ein flüssiger Honig eignet sich am besten)

5 EL frische, bittere Bio-Fenchelfrüchte (Samen)

Den Fenchel im Mörser oder einem Mixer fein mahlen. In ein Glas Honig einrühren, so dass sich alles gut verteilt. Verschlossen 10 Tage lang lichtgeschützt an einem warmen Ort ausziehen lassen. Möglichst täglich einmal umrühren. Dann den Honig durchfiltern, dafür muss er etwas angewärmt sein, sonst läuft er nicht durchs Sieb. Entweder man stellt ihn eine Stunde lang vorher in die Nähe der Heizung oder stellt das Glas solange in ein warmes Wasserbad, bis er dünnflüssig wird (nicht über 40 Grad erhitzen!). Am einfachsten geht dies übrigens im Thermomix® (oder einem ähnlichen, vergleichbaren Thermokochgerät), in dem man den Honig 10 Minuten lang bei 37 Grad rührt. Den gesiebten Honig in das ausgespülte Glas abfüllen und dunkel lagern.

Inhaltsstoffe
Honig: Kalzium, Vitamin C, Enzyme, Glukonsäure, Methylglyoxal.
Fenchelfrüchte: ätherische Öle, div. Säuren.

Wirkung
Antibakteriell, antiviral, entzündungshemmend, beruhigend, entblähend, krampflösend.

Verwendung
Bei Erkältung und Husten sowie Blähungen.

Dosierung
Erwachsene und Schulkinder nehmen 2-3mal täglich 1 EL davon ein, Kinder ab 1 Jahr 2mal täglich 1 TL.

Gegenanzeigen
Nicht für Säuglinge unter 1 Jahr verwenden! Honig kann das Bakterium Clostridium botulinum enthalten, der für sie höchst gefährlich ist, denn der Darm kann sich dagegen noch nicht wehren.

Hirtentäschel (Tinctura Bursae pastoris)

5 EL Hirtentäschel, getrocknet
oder 3 Handvoll frisch (ganze, blühende Pflanze)

300 ml Alkohol, 70 Vol.-%

Das getrocknete oder frische (gereinigt und klein geschnitten) Hirtentäschel in ein Glas geben und mit dem Alkohol auffüllen, 4-8 Wochen lang an einem dunklen Ort ausziehen lassen.

Inhaltsstoffe
Gerbstoffe, Biogene Amine wie Cholin, Tyramin, Acethylcholin, Flavonoide, Harze.

Wirkung
Blutstillend, appetitanregend, kreislauffördernd, wundheilend, wehenfördernd, verdauungsfördernd.

Verwendung
Blutungen wie zu starke Menstruationsblutungen, Nasenbluten, Magen- und Darmblutungen, niedriger Blutdruck, Rheuma, Gicht, unterstützt die Wundheilung.

Dosierung
3mal täglich 5 Tropfen verdünnt einnehmen.

Gegenanzeigen
Nicht in der Schwangerschaft und oder in höheren Dosen einnehmen.

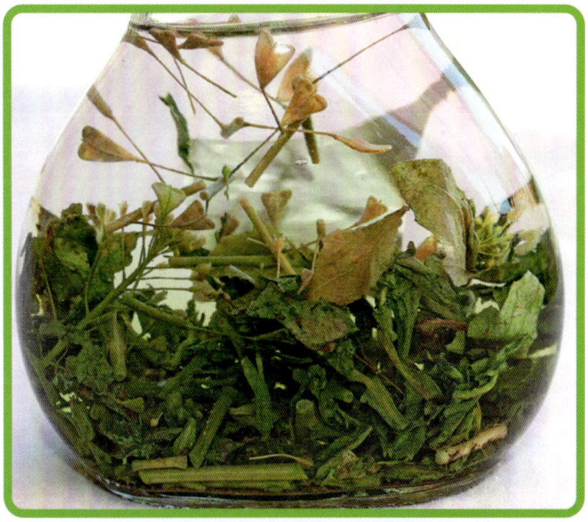

Holunder, Schwarzer

3 EL Holunder (Blüten), getrocknet oder frisch (2 Handvoll ohne Stiele)

180 ml Alkohol, 70 Vol.-%

Frische Blüten sehr fein hacken, Stiele vorher entfernen. Den frischen oder getrockneten Holunder in ein Glasgefäß schichten, mit dem Alkohol vermischen und mindestens 2 Wochen lang ziehen lassen.

Inhaltsstoffe
Flavonoide, Glycoside, Gerbstoffe, Schleimstoffe, Cholin.

Wirkung
Schweißtreibend, löst festsitzenden Schleim und fördert die Entgiftung, wirkt immunanregend, bei grippalen Infekten und festsitzenden Katarrhen, kann bei Ischialgie und Neuralgien helfen.

Verwendung
Innerlich: Erkältungskrankheiten, Raucherhusten, Nebenhöhlenentzündung, bei Erkältung ohne Schwitzen.

Äußerlich: Fördert die Wundheilung.

Dosierung
Akut: bis zu 6mal täglich 5 Tropfen (nicht länger als 3 Tage lang).
Anschließend, bei chronischer Erkrankung oder zur Vorbeugung 2-3mal täglich 5 bis 10 Tropfen in heißem Tee oder Wasser einnehmen.

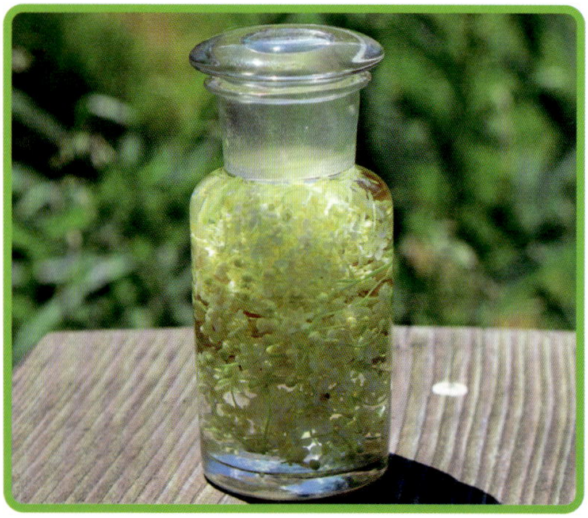

Hopfen

2 Handvoll frischer, ungespritzter Hopfenzapfen (Herbst)

300 ml Alkohol, 70 Vol.-%

Die frischen, sauberen Hopfendolden in ein Glas schichten, dabei leicht zusammen drücken, mit dem Alkohol auffüllen. 4-8 Wochen lang an einem dunklen Ort ausziehen lassen.

Inhaltsstoffe
Ätherisches Öl, Hopfenbitter, Gerbsäure, Harze.

Wirkung
Entspannend, beruhigend, ausgleichend, schlaffördernd, schmerzstillend, fiebersenkend, tonisierend, entkrampfend, entzündungshemmend, blutreinigend, verdauungsfördernd.

Verwendung
Migräne, Schlafstörungen, nervöse Unruhezustände, Angstzustände, PMS, Wechseljahrsbeschwerden, Menstruationsprobleme, Herzklopfen, Blasenentzündung, Verstopfung, Verdauungsprobleme, („Frauenkraut“).

Dosierung
30 bis 60 Minuten vor dem Schlafengehen 20 Tropfen in Tee einnehmen.

HINWEIS: ***Eine Kombination mit Baldrianwurzel ist besonders bei Einschlafstörungen empfehlenswert!***

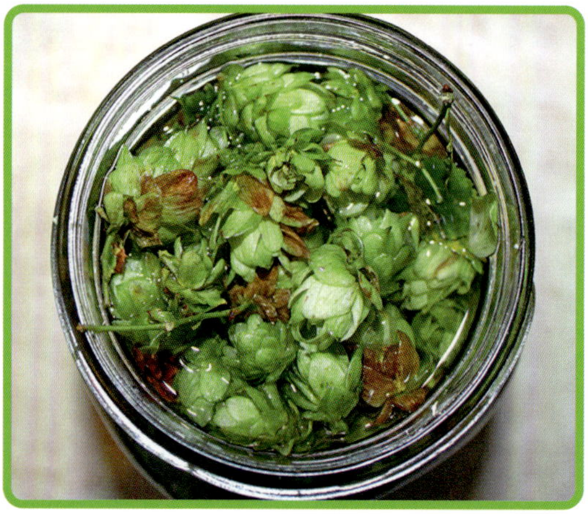

Huflattichhonig

400 g Honig vom Imker

150 ml frische Huflattichblüten oder Blätter

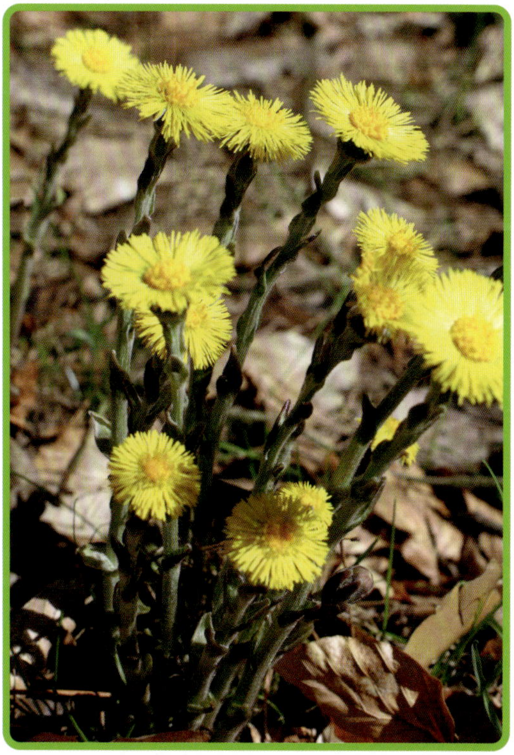

Den Huflattich säubern und fein hacken. In ein Ansatzglas geben, mit dem Honig auffüllen, so dass alles gut bedeckt ist. Verschlossen 10 Tage lang lichtgeschützt an einem warmen Ort ausziehen lassen. Möglichst täglich mehrmals umdrehen. Dann den Honig durchfiltern, dafür muss er etwas angewärmt sein, sonst läuft er nicht durchs Sieb. Entweder man stellt ihn eine Stunde lang vorher in die Nähe der Heizung oder stellt das Glas solange in ein warmes Wasserbad, bis er dünnflüssig wird (nicht über 40 Grad erhitzen!). Am einfachsten geht dies übrigens im Thermomix® (oder einem ähnlichen, vergleichbaren Thermokochgerät), in dem man den Honig 10 Minuten lang bei 37 Grad rührt. Den gesiebten Honig dann in das ausgespülte Glas abfüllen und dunkel lagern.

Inhaltsstoffe
Honig: Kalzium, Vitamin C, Enzyme, Glukonsäure, Methylglyoxal.
Huflattich: Bitterstoffe, Gerbstoffe, Schleim, ätherische Öle, Hyperide, Inulin, Pyrrolizidinalkaloide usw.

Wirkung
Antibakteriell, entzündungshemmend, beruhigend, schleimlösend.

Verwendung
Hartnäckiger Husten, Reizhusten, Verschleimung, Fieber, Heiserkeit.

Dosierung
Erwachsene und Schulkinder nehmen 2-3mal täglich 1 EL davon ein, Kinder ab 1 Jahr 2mal täglich 1 TL.

Gegenanzeigen
Nicht für Kinder unter 1 Jahr verwenden! Honig kann das Bakterium Clostridium botulinum enthalten, der für Säuglinge höchst gefährlich ist, denn ihr Darm kann sich dagegen noch nicht wehren.

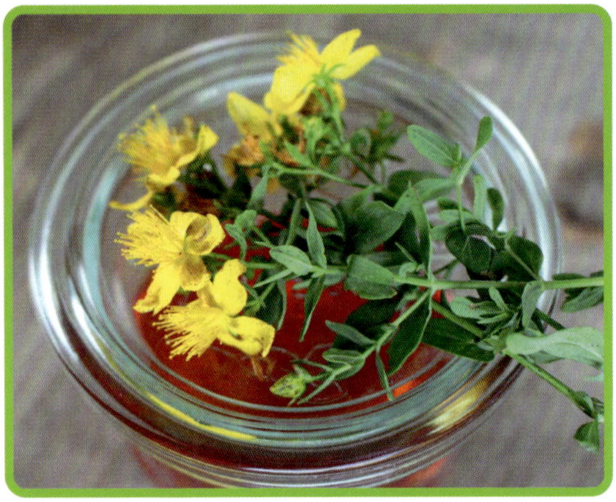

Johanniskraut

1 Handvoll Johanniskrautblüten, frisch oder getrocknet (2-3 EL)
150 ml Alkohol, 40-70 Vol.-%

In einem Schraubglas vermischen und 6-8 Wochen lang hell ausziehen lassen.

Inhaltsstoffe
Hypericin, Flavonoide, Gerbstoffe etc.

Wirkung
Entzündungshemmend, antidepressiv, wundheilend, schmerzstillend.

Verwendung
Innerlich: Depressionen, Ängste, angegriffenes Nervensystem, Unruhe, Schlafstörungen, neuralgische Begleiterscheinungen bei Fibromyalgie, Neuralgien, Ischias- und Rückenschmerzen, Herpes.

Äußerlich: Zur Wundheilung, gegen Herpes und Neuralgien, meist als Salbe, Einreibung oder in Form von Umschlägen und Wickeln.

Dosierung
1-3mal täglich 5 bis 10 Tropfen verdünnt einnehmen.

Gegenanzeigen
Phototoxisch, steigert die Hautempfindlichkeit auf Sonnenlicht, kann die Wirkung von Empfängnisverhütungsmitteln („Pille") beeinträchtigen, Wechselwirkungen mit anderen Medikamenten sind möglich, daher ärztlichen Rat einholen!

Kalmus (Tinctura calami)

5 EL Kalmuswurzel, getrocknet
150 ml Melissengeist, 80 Vol.-%
250 ml abgekochtes Wasser

Den Kalmus im Wasser 5 Minuten lang auf die Hälfte einkochen lassen, dann abkühlen lassen, den Melissengeist zufügen und in einem Glas dunkel und kühl 3 Wochen lang ausziehen.

Inhaltsstoffe
Bitterstoffe (Asarin, Asaron), Akoretin, Schleimstoffe, Vitamine, Mineralstoffe.

Verwendung
Fördert die Verdauung, stärkt den Magen, entkrampft bei Koliken im Bauchraum und spastischem Husten, entblähend, nierenreinigend, entschleimend, stärkt bei Schwächezuständen von Psyche und Körper, hilft Rauchern bei der Entwöhnung.

Dosierung
3mal täglich 10-15 Tropfen verdünnt einnehmen.

Gegenanzeigen
Nicht in der Schwangerschaft und Stillzeit! Der Bitterstoff Beta-Asaron soll krebserzeugend wirken, daher nur einwandfreie, geprüfte Ware verwenden, nicht zum Dauergebrauch geeignet! Von selbst gesammeltem Kalmus wird abgeraten.

Nebenwirkungen
Nierenschäden und Krämpfe sind möglich.

Kohl (Weißkohl)

200 g Weißkohl, möglichst in Bio-Qualität
200 ml Franzbranntwein oder Alkohol, 70 Vol.-%
1 TL Anis (für die innerliche Verwendung)
1 TL Kümmel (für die innerliche Verwendung)

Den Weißkohl grob schneiden, gründlich waschen, soweit möglich trocken tupfen. Mit dem Alkohol und den Gewürzen in einem Mixer fein mixen. In ein Ansatzgefäß umfüllen und verschlossen an einem lichtgeschützten Ort 3 Wochen lang ausziehen. Täglich kräftig schütteln. Danach erst grob, dann durch einen Kaffeefilter fein filtern. In Flaschen abfüllen.

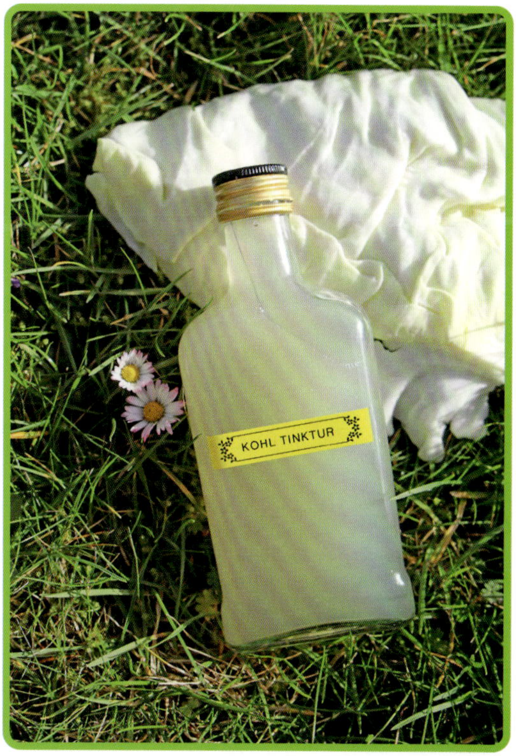

Inhaltsstoffe
Vitamine C, K und A, Mineralstoffe, Schwefel.

Wirkung
Blutreinigend, gallenanregend, cholesterinsenkend, stoffwechselanregend, abschwellend (äußerlich), entzündungshemmend (äußerlich), schmerzlindernd (äußerlich).

Verwendung
Innerlich: Gewichtsreduktion, Gicht, Magen- oder Zwölffingerdarmgeschwür (Absprache mit dem Arzt erforderlich!), Verstopfung.

Äußerlich: Umschläge und Wickel auf Gelenke, Einarbeitung in Heilcreme

Dosierung
Erwachsene und Jugendliche nehmen 2-3mal täglich oder bei Bedarf verdünnt 5-15 Tropfen ein (ansteigend). Bei auftretendem Unwohlsein Dosierung verringern bzw. die Einnahme abbrechen. Nach 4 Wochen eine Einnahmepause von 3 Wochen einlegen.

Gegenanzeigen
Vorliegen von Gerinnungsstörungen z.b. bei gleichzeitiger Einnahme von Blutverdünnern, Einnahme von Schilddrüsenhormonen.

Nebenwirkungen
Die innerliche Verwendung kann Blähungen verursachen.

Kamille (Tincura Chamomillae)

1 Handvoll Kamille (Blüten), frisch, etwa 200 ml oder getrocknet (3 EL)

200 ml Alkohol, 40-70 Vol.-%

Kamille und Alkohol in ein Glas geben, 6-10 Wochen lang ausziehen lassen.

Inhaltsstoffe
Azulen, Flavonoide, Bitterstoff, Gerbstoffe, Salizylsäure etc.

Wirkung
Entzündungshemmend, antibakteriell, schmerzstillend, krampflösend, regt den Hautstoffwechsel an, fördert die Wundheilung.

Verwendung
Probleme des Magen-Darm-Traktes, bei entzündlichen Prozessen des Körpers.

Dosierung
Innerlich: 3mal täglich 5 bis 10 Tropfen verdünnt in Tee oder Wasser.

Äußerlich: Zum Gurgeln (5 bis 10 Tropfen verdünnt in warmem Wasser) bei Entzündungen im Mund- und Rachenraum oder in Form von Umschlägen (verdünnt) und Salben.

Gegenanzeigen
Nicht für die Augen verwenden, die Flimmerhärchen der Kamille können reizend wirken!

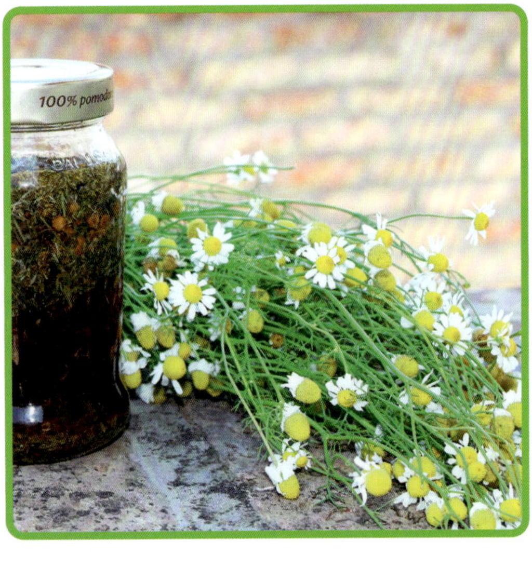

Löwenzahn

3 EL Löwenzahn (Wurzel), frisch

180 ml Alkohol, 50 Vol.-%

Die Löwenzahnwurzeln gut waschen und von aller Erde befreien, schlechte Stellen entfernen. Die Wurzeln nun in Scheiben schneiden und mit dem Alkohol in ein Glas geben. Es sollten alle Wurzeln gut bedeckt sein. Verschlossen 6 Wochen lang ausziehen lassen. Währenddessen öfters gut durchschütteln. Filtern und dunkel aufbewahren.

Inhaltsstoffe
Bitterstoffe, Inulin, Glykoside, Triterpenoide, Cholin, Kalium und Mineralstoffe.

Wirkung
Blutreinigend, entwässernd, gallensaftbildend, stoffwechselanregend, entblähend, appetitanregend, immunstimulierend.

Verwendung
als Kuranwendung im Frühjahr gut geeignet zur Stärkung und Reinigung von Giftstoffen, bei Leber- und Gallenbeschwerden, Wasseransammlungen, Durchfall, Rheuma, Gicht, Kreislaufproblemen, Immunschwäche.

Dosierung
3mal täglich 10 Tropfen vor den Mahlzeiten verdünnt in Wasser oder Tee einnehmen.

Verarbeitung:
Der milchige Saft aus den Stängeln kann zu Vergiftungen führen. Da er außerdem die Haut braun färbt, ist es besser, Handschuhe bei der Verarbeitung von Löwenzahn zu tragen.

HINWEIS: ***Löwenzahnwurzeln gräbt man am besten im Frühjahr noch vor der Blüte oder im Herbst vor dem einsetzenden Frost aus.***

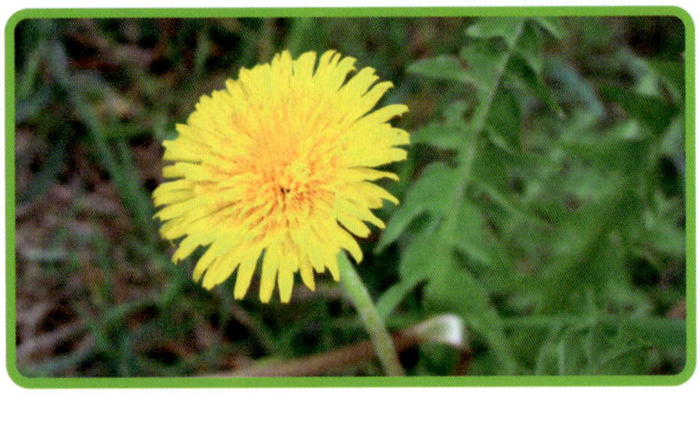

Mädesüß (= Spierkraut, Wiesenkönigin)

3 EL Mädesüß (Blüten, Blätter, Wurzel), getrocknet oder frisch (3 kleine Handvoll)

200 ml Melissengeist, 80 Vol.-%

25 ml Wasser

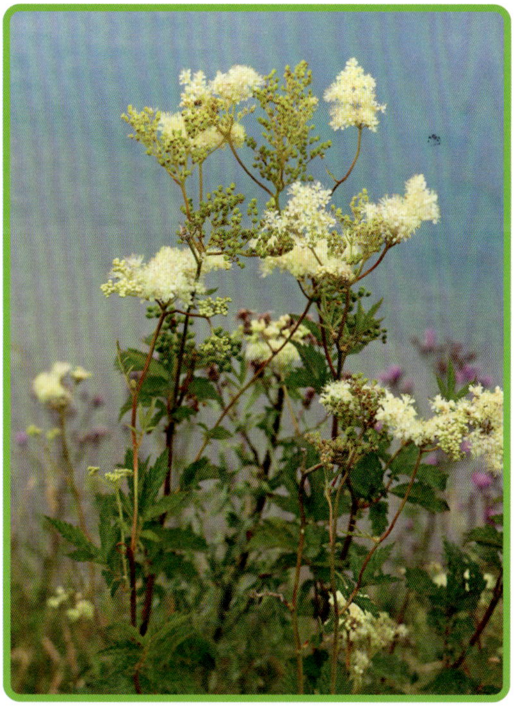

Frisches Mädesüß möglichst fein schneiden, Getrocknetes evtl. im Mörser zerreiben. Mit dem Alkohol und dem Wasser in ein Glas geben und an einem warmen Ort 4-6 Wochen lang ausziehen lassen.

Inhaltsstoffe
Gaultherin (bildet Methylsalicat), Salicylsäure, Gerb- und Schleimstoffe, Bitterstoffe etc.

Wirkung
Schmerzstillend, entzündungshemmend, fiebersenkend, harntreibend, herzstärkend.

Verwendung
Magenschonender Aspirinersatz, hilft bei Schmerzen im Kopfbereich, als Zusatz bei Migräne, bei schmerzendem Rheuma, Gicht, Ischias, bei Fieber und grippalen Infekten.
Es reguliert die Nierentätigkeit und den Harnsäurespiegel, wird deshalb auch gerne bei Beschwerden im Harnwegebereich eingesetzt.

Dosierung
Innerlich: nach Bedarf 2 TL

Äußerlich: Für Einreibungen, danach mit Salbe oder Mädesüß-Ölauszug eincremen, damit die Haut nicht austrocknet.

Gegenanzeigen
Nicht verwenden während Schwangerschaft und Stillzeit, nicht für Kinder und Säuglinge, nicht für Asthmatiker und bei bekannter Empfindlichkeit auf Acetylsalicylsäuren.
Keine Einnahme in hohen Dosen und über längeren Zeitraum!

HINWEIS: *Die Inhaltsstoffe von Pflanzen können je nach Standort bzw. Herkunft stark schwanken, daher empfiehlt sich manchmal der Bezug getrockneter Blüten in geprüfter Qualität!*

Mistel

4 EL Mistel (Kraut)
150 ml Alkohol, 70 Vol.-%
150 ml abgekochtes abgekühltes Wasser

Das getrocknete Mistelkraut mit dem Alkohol und dem abgekühlten Wasser in einem Gefäß ansetzen und 6-8 Wochen lang ausziehen lassen.

Inhaltsstoffe
Viscotoxin, Cholin, Histamin, triterpenoide Saponine, Oleanolsäure, y-Aninobuttersäure.

Verwendung
Reguliert den Kreislauf, begleitend in der Krebstherapie und Nachsorge, Bluthochdruck, Arthrosen, Rheuma, Schlaganfall, Wechseljahrsbeschwerden, Stoffwechselerkrankungen, immunstärkend, hormonregulierend, drüsenstärkend.

Dosierung
2-3mal täglich 25 Tropfen verdünnt einnehmen.

Gegenanzeigen
Nicht anwenden bei vorliegender Überfunktion der Schilddrüse, Tuberkulose, fieberhafter Erkältung und Hirntumoren.

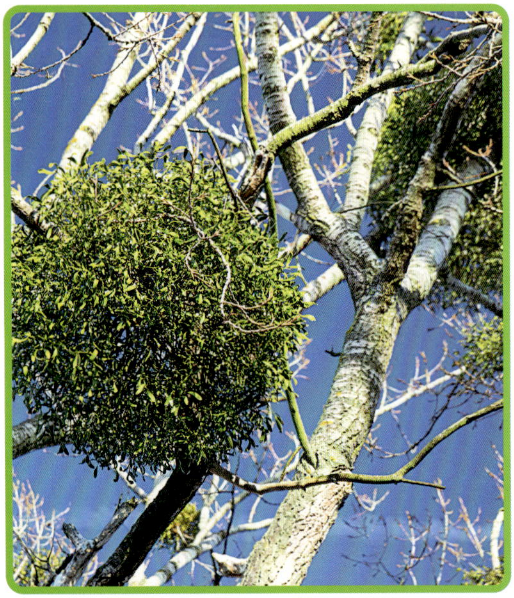

Propolistinktur

10 g Propolis (gemahlen)
50 ml Alkohol, mind. 80 Vol.-%

Das Propolispulver im Alkohol auflösen, 2-4 Wochen lang stehen lassen, dabei immer wieder gut durchschütteln. Abfüllen und im Kühlschrank aufbewahren.

Inhaltsstoffe
Harze, Wachs, ätherische Öle, Vitamine, antibiotische Substanzen, Mineralstoffe etc.

Wirkung
Abwehrsteigernd, entzündungshemmend, keimhemmend, bakterienabtötend, antiviral, schmerzhemmend, antirheumatisch.

Verwendung
Innerlich: Infektionen, Erkältungskrankheiten, Mandelentzündung, gegen Periodenschmerzen, Stärkung des Immunsystems.

Äußerlich: Zum Gurgeln bei Halsschmerzen, zur Behandlung von kleineren Wunden, entzündlichen Hautstellen, Insektenstichen, Akne, Hautpilz und Herpes in Form von Pinselung oder Salbe.

Dosierung
1-3mal täglich 10 Tropfen vor dem Essen stark verdünnt am besten in Milch oder auf Würfelzucker einnehmen, möglichst innerhalb eines Jahres aufbrauchen.

Gegenanzeigen
Bekannte Allergien gegen die Inhaltsstoffe.

HINWEIS: ***Propolistinktur hinterlässt überall dort klebrige, braune Stellen, wo es hintropft, daher behutsam damit umgehen!***

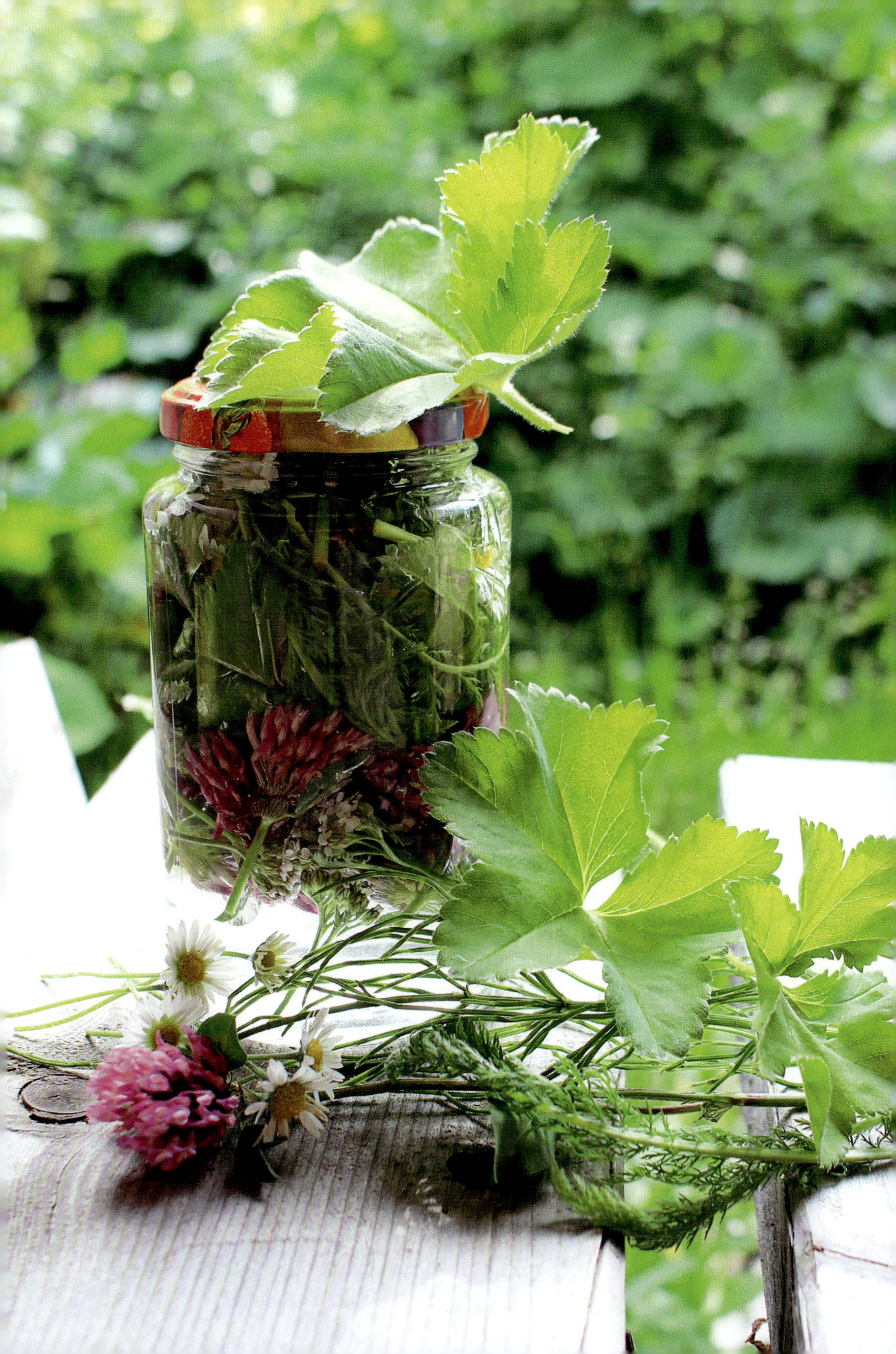

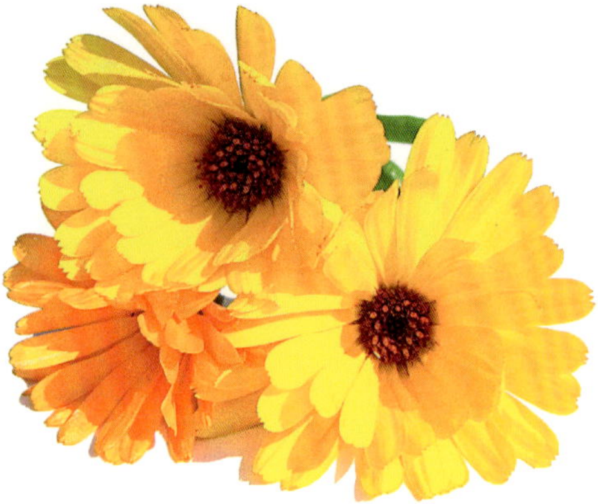

Ringelblume (Tinctura Calendulae)

2 Handvoll Ringelblume (Blüten ohne Kelch), frisch oder getrocknet (3 EL)

200 ml Alkohol, 40-70 Vol.-%

Blüten und Alkohol in ein Glas geben und verschlossen 4-10 Wochen lang ausziehen lassen.

Inhaltsstoffe
Flavonoide, Saponine, Bitterstoffe, Carotinoide etc.

Wirkung
Desinfizierend, adstringierend, entzündungshemmend, abheilend, schmerzlindernd, zyklusregulierend, krampflösend.

Verwendung
Innerlich: Gegen Übelkeit, Menstruationsbeschwerden, Gallenprobleme, begleitend zu Krebstherapien.

Äußerlich: Zur Wundheilung, bei Wunden aller Art wie Quetsch-, Riss-, Schürf- und Schnittwunden aber auch Brandwunden, Erfrierungen, Akne, Hautallergien, zur Brustwarzenpflege in der Stillzeit, als Salbenpräparat zur Pflege auch sehr empfindlicher Haut (Säuglinge) geeignet.

Dosierung
Innerlich: 1-3mal täglich je 5 Tropfen verdünnt einnehmen.

Äußerlich: für Umschläge oder Wickel verdünnt mit Wasser, in Form von Salben zur Wundpflege; auch zum Gurgeln (5 bis 10 Tropfen verdünnt in warmem Wasser) bei Entzündungen im Mund- und Rachenraum.

Rotklee (Roter Wiesenklee)

5 EL Rotklee (Blüten, Blätter, Knospen), frisch (sollte etwa 50 g sein)

200 ml Alkohol, 50 Vol.-%

Den Rotklee fein hacken und mit dem Alkohol ansetzen, an einem warmen Ort ohne direkte Sonnenbestrahlung 3 Wochen lang ausziehen lassen. Rotklee hat meist keinen hohen Anteil der gewünschten Inhaltsstoffe, daher bietet sich die Wiederholung des Ganzen zur Steigerung der Wirksamkeit an: man filtert die Tinktur ab, setzt nochmals 5 EL frischen Rotklee in der Tinktur an und lässt sie wiederum 3 Wochen lang ruhen. Nun erhält man eine gute und wirksame Tinktur. Dunkel und kühl aufbewahren!

Inhaltsstoffe
Pflanzliche Hormone, Isoflavone, Eiweiß, Gerbstoffe, b-Sitosterin, Asparagin, Xanthin etc.

Wirkung
Entzündungshemmend, wundheilungsfördernd, bakterizid, fungizid, hormonregulierend, blutreinigend, appetitanregend, entkrampfend.

Verwendung
Wechseljahrsbeschwerden, Blutreinigung, reguliert die Menstruation, PMS, Geschwüre, Entzündungen, Rheuma, Gicht, äußerlich auch bei Schuppenflechte.

Dosierung
3mal täglich 5-20 Tropfen vor den Mahlzeiten, Kuranwendung mindestens 3 Monate, danach öfters eine Pause von 1 Woche einlegen.

Gegenanzeigen
Bei einer vorhandenen Neigung zu Verstopfung und Darmträgheit sollten Rotkleepräparate nur äußerlich angewendet werden. Liegen Schilddrüsenprobleme, östrogenabhängige Geschwulste wie Myome vor, sollte man auf Rotklee verzichten. Isoflavone können Spannungen der Brüste und Schmierblutungen auslösen.

HINWEIS: ***verwenden Sie keinen Rotklee von gedüngten oder gespritzten Weiden!***

Salbei

2 Handvoll Salbei (Blätter oder Wurzel), frisch oder getrocknet (3 EL)

200 ml Alkohol, 50 Vol.-%

Den klein geschnittenen Salbei in ein Glas füllen und mit dem Alkohol auffüllen bis alle Teile gut bedeckt sind, 6 Wochen lang ausziehen lassen. Danach wie gewohnt filtern und abfüllen.

Inhaltsstoffe
Kampfer, Thujon, Cineol, Salviol, Pinen, Gerbstoffe, Rosmarin- und Urolsäure etc.

Wirkung
Antibakteriell, antimikrobiell, antiviral, entzündungshemmend, abschwellend, immunstärkend.

Verwendung
Innerlich: Bei überhöhter Produktion von Schweiß oder Speichel, Hitzewallungen und Beschwerden der Wechseljahre.

Äußerlich: Entzündungen im Mund- und Rachenraum, Schluckbeschwerden und Halsentzündung, zu Spülungen, zum Gurgeln und zur täglichen Zahnpflege zum Schutz von Zahnfleisch und Zahnschmelz.

Dosierung
3mal täglich 15-20 Tropfen verdünnt einnehmen oder für Mundspülungen und zum Gurgeln verwenden.

Gegenanzeigen
Nicht in Schwangerschaft und Stillzeit verwenden (Salbei wirkt milchreduzierend). Hohe Konzentration vermeiden, da Salbei sonst zu Herzklopfen, Schwindel und Übelkeit führen kann.

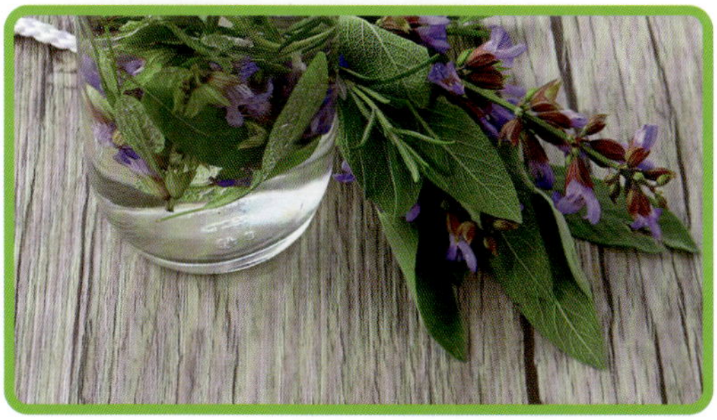

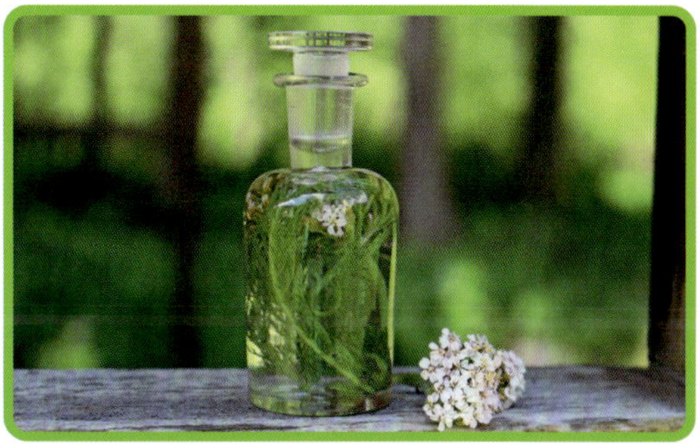

Schafgarbe

2 Handvoll Schafgarbe (Blätter, Blüten), frisch oder getrocknet (3 EL)

200 ml Alkohol, 70 Vol.-%

Frische Schafgarbe möglichst fein schneiden, bzw. getrocknete im Mörser zerreiben. Mit Alkohol und Wasser in ein Glas geben, an einem warmen Ort 4-6 Wochen lang ausziehen lassen.

Inhaltsstoffe
Ätherische Öle, Azulen, Terpene, Flavonoide, Bitterstoffe, Cumarine, Gerbstoffe, antibiotische Substanzen.

Wirkung
Blutstillend, adstringierend, entzündungshemmend, entkrampfend, entblähend, appetitanregend, magensekretsfördernd, gallentreibend.

Verwendung
Innerlich: Krämpfe, Menstruationsbeschwerden, Wechseljahrsbeschwerden, Eierstockentzündung, Durchblutungsstörungen, Verdauungsbeschwerden mit Krämpfen, Krampfadern, Hämorrhoiden, Magenschleimhautentzündungen.

Äußerlich: Wundheilung und bei entzündeter Haut oder Schleimhaut.

Dosierung
Bis 3mal täglich je 5-8 Tropfen verdünnt einnehmen, äußerlich 1:10 mit Wasser verdünnt.

Gegenanzeigen
Kann zu Lichtüberempfindlichkeit führen, daher nicht nach der Einnahme in die pralle Sonne gehen. Bei gleichzeitigem Genuss von Wein oder Kaffee können Kopfschmerzen ausgelöst werden.

Teufelskralle, schwarze

5 EL Teufelskralle, afrikanische (Wurzel)
300 ml Melissengeist, 80 Vol.-%
30 ml Wasser

Wurzeln in ein Glas geben und mit Alkohol und Wasser begießen, alle Teile müssen gut bedeckt sein. 4-6 Wochen lang ausziehen lassen.

Wirkung
Schmerzlindernd, entzündungshemmend, blutverdünnend.

Inhaltsstoffe
Bitterstoffe, Glykoside, Harpagid, Harpagosid, Histidin, Selenium, etc.

Verwendung
Innerlich: Beschwerden im Galle-, Leberbereich, Schmerzen im Rücken, Ischias, Hexenschuss, Wechseljahrbeschwerden, Entzündung der Sehnenscheiden, Gicht, Rheuma, Arthrose.

Äußerlich: Zur Salbenbereitung gegen Schmerzen, Schuppenflechte und Ekzeme.

Dosierung
3mal täglich 20 Tropfen verdünnt einnehmen, nach spätestens 6 Wochen eine Pause von weiteren 6 Wochen einlegen.

Gegenanzeigen
Nicht verwenden in Schwangerschaft, Stillzeit und bei Kindern. Liegen Magen- oder Zwölffingerdarmgeschwüre vor, soll man auf Teufelskralle-Präparate verzichten.

HINWEIS: ***Die Entzündungshemmende Wirkung von Teufelskralle tritt oft erst nach mehreren Wochen der Einnahme ein, haben Sie daher Geduld!***

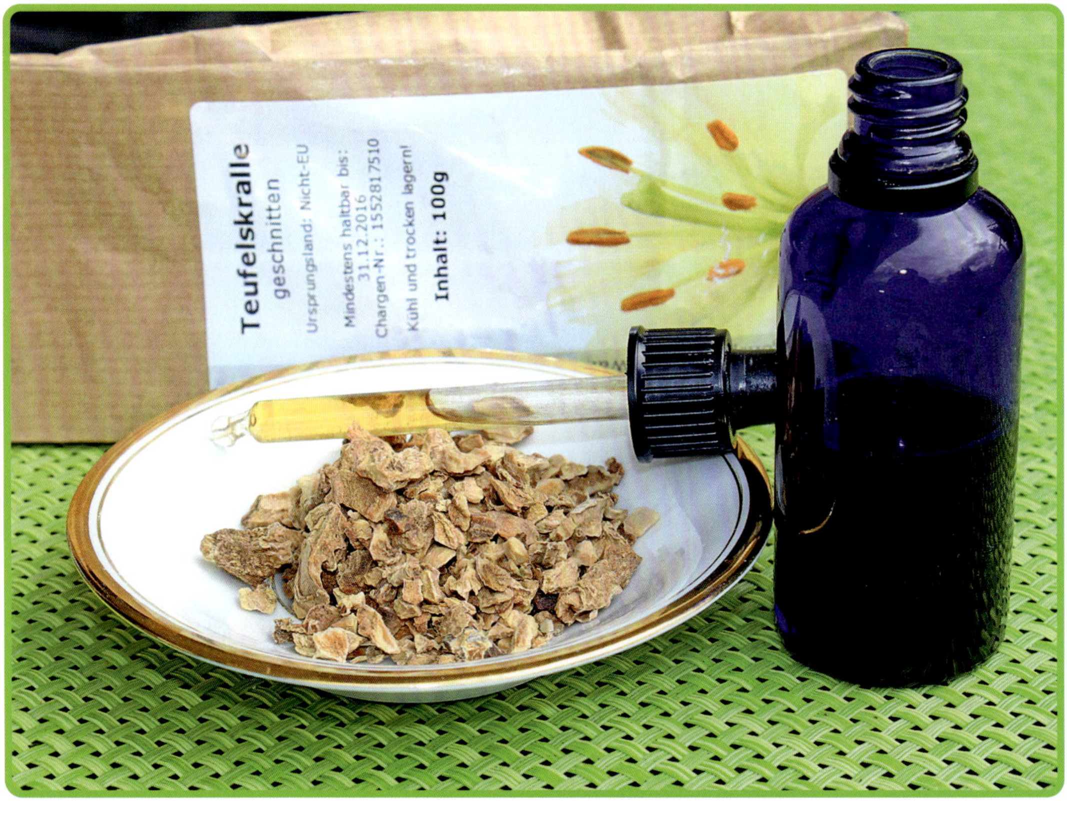

Für die äußerliche Anwendung

Die aufgeführten Tinkturen sind ausschließlich für den äußeren Gebrauch bestimmt, daher kann man aus Kostengründen ruhig zu Franzbranntwein als Auszugsmittel greifen. Dieser enthält neben Alkohol meist Kampfer, Menthol und ätherische Öle der Fichte oder Latschenkiefer. Dadurch eignet er sich gut für Hautmassagen und kühlende Anwendungen bei schmerzenden Stellen. Vor allem, wenn man unter trockener Haut leidet, sollte man sie nach der Anwendung gut eincremen. Franzbranntwein kann natürlich auch durch einen anderen Alkohol ersetzt werden. Glycerinmazerate sind äußerlich nur für die Salbenherstellung geeignet, da sie etwas klebrig sind.

Arnika

5 EL Arnika (Blüten, Kraut, Wurzeln), getrocknet
400 ml Alkohol, 70 Vol.-%

Alles in ein Glas geben und mit dem Alkohol auffüllen, 6-8 Wochen lang ausziehen lassen, oft schütteln. Danach durchfiltern und gut ausdrücken. Diese Tinktur ist lange haltbar.

Inhaltsstoffe
Flavonoide, je nach Herkunft Helenaline oder Dihydrohelenaline.

Wirkung
Antimikrobiell, entzündungshemmend, schmerzlindernd.

Verwendung
Quetschungen, Stauchungen, Prellungen, Verletzungen, Veneninsuffizienz, Schmerzen und Entzündungen wie zum Beispiel Sehnenscheidenentzündung, rheumatische Gelenks- und Muskelbeschwerden; Hautprobleme wie Akne.

Dosierung
Mehrmals täglich Umschläge, Packungen, Wickel und Waschungen verdünnt mit Wasser, als Teilbäder; für Heilsalben.

Gegenanzeigen
Empfohlen wird hier die äußerliche Anwendung aufgrund einer möglichen Toxizität der Ester und nicht in der Schwangerschaft! Nicht bei Korbblütler-Allergie einsetzen!

Nebenwirkungen
Bei zu hoher Dosierung ist eine Herzschädigung möglich!

HINWEIS: *Arnika steht unter Naturschutz! Die getrockneten Blüten erhält man auch in der Apotheke*

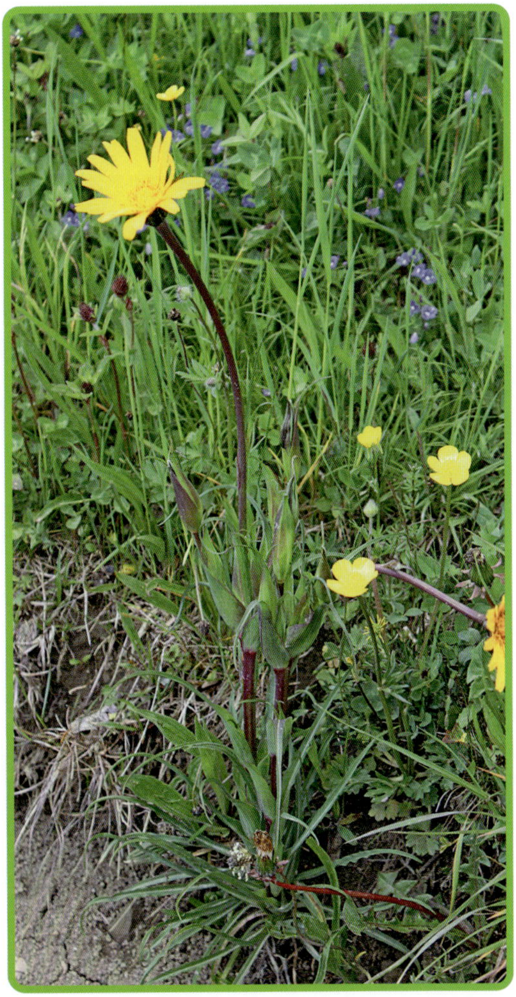

Beinwell

2 Handvoll Beinwell (Wurzeln), frisch
500 ml Franzbranntwein oder 50 Vol.-% Alkohol

Frischen Wurzeln (im Frühjahr oder Herbst nach den ersten Frösten ausgraben) gut waschen und trocken schütteln, klein schneiden und mit dem Alkohol zusammen in ein Glas geben. Getrocknete Wurzeln, benötigen mehr Platz im Glas, höchstens bis zur Hälfte füllen. Man lässt sie nun 2-3 Wochen lang an einem warmen Ort ausziehen bevor sie gefiltert werden. Der dabei entstandene Auszug ist schleimhaltig und dickflüssig. Er riecht auch etwas seltsam, aber das ist normal! Im Laufe der Zeit verfärbt er sich tief dunkelbraun und färbt damit auch angereicherte Salben bräunlich. Dieser Auszug ist ein sehr wirksames Mittel, das nur verdünnt verwendet werden darf!

Inhaltsstoffe
Alantoin, Cholin, Gerbstoffe, Flavonoide, Schleimstoffe, Gerbstoffe, Gummi, Triterpene, Pyrrolizidin-Alkaloide, Alkaloide, Harz.

Verwendung
Prellungen, Quetschungen, Zerrungen, Stauchungen, nach Knochenoperationen, Entzündungen in Gelenken und Gewebe (Sehnen, Muskeln), Schmerzen, bei Verletzungen und Schmerzen des Bewegungsapparates allgemein, regt Zellteilung und Erneuerung des Gewebes an.

Dosierung
Mehrmals täglich in Form von Salben oder Einreibungen; verdünnt als Umschlag und Badezusatz.

Gegenanzeigen
Beinwell enthält (allerdings in geringer Menge!) giftige Pyrrolizidin-Alkaloide, daher ist er zur Einnahme nur in kleinen Mengen geeignet. Nicht auf offenen Wunden benutzen. Da er die Heilung und Zellerneuerung stark beschleunigt, können sich auch unter dem frisch gebildeten Gewebe Vereiterungen zeigen.
Während der Schwangerschaft sollte man auf Beinwell ganz verzichten.

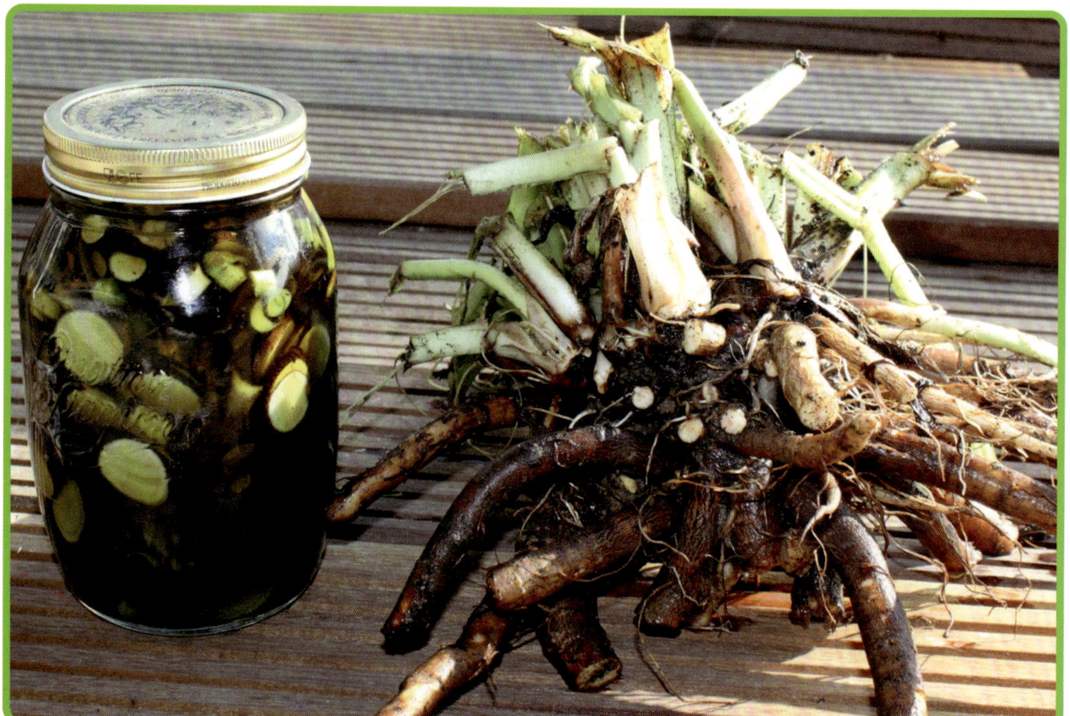

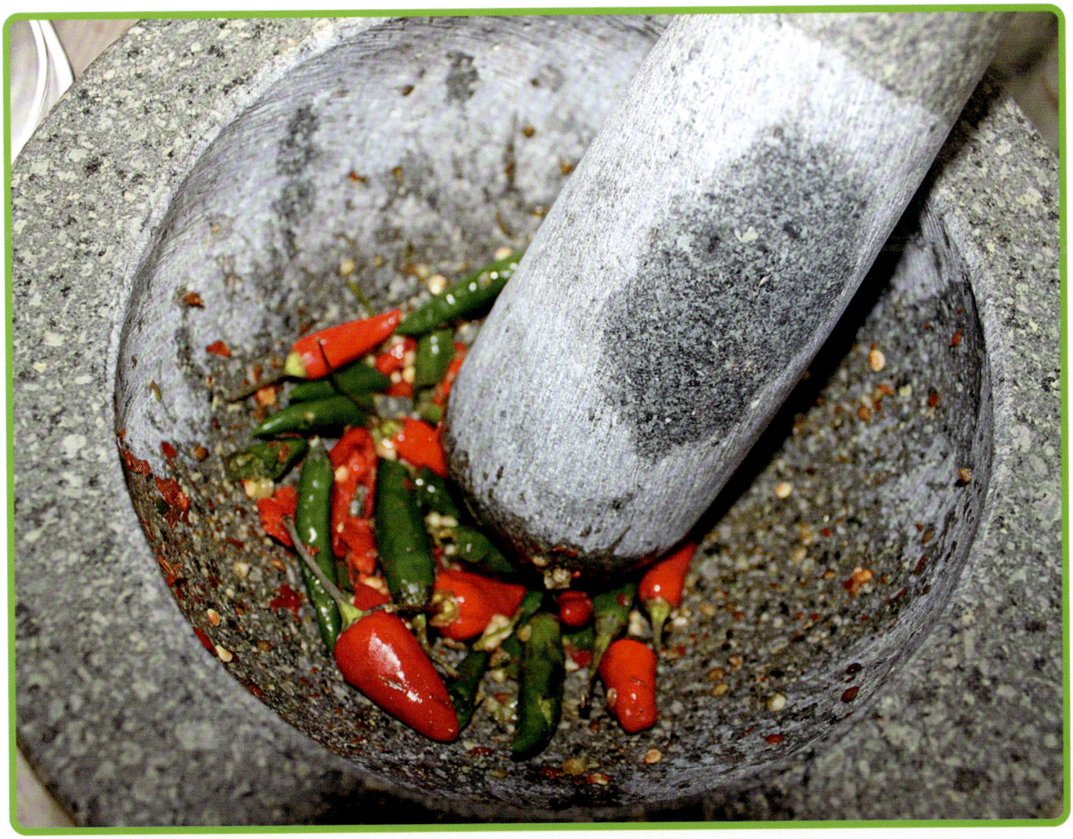

Chili

40 g rote Chilischoten (scharfe Peperoni), frisch
40 g grüne Chilischoten (scharfe Peperoni), frisch
150 ml Franzbranntwein, ca. 50 Vol.-%
50 ml Melissengeist

Die Chilis waschen und abtrocknen, in den Mörser geben. Mit dem Stößel vorsichtig zerstoßen, in ein Glas geben und mit dem Alkohol auffüllen, etwa 4 Wochen an einem dunklen Ort extrahieren, danach abfiltern und abfüllen.

Inhaltsstoffe
Capsaicin, Capsanthin, Capsorubin, Vitamine.

Wirkung
Durchblutungsfördernd und erwärmend auf den aufgetragenen Hautpartien, antibakteriell, betäubend.

Verwendung
Schmerzen bei Ischialgie, Hexenschuss, Verspannungen, Rheuma, Gelenkproblemen.

Dosierung
Mehrmals täglich äußerlich für Salben, Einreibungen und Schüttellotionen verwenden, nur verdünnt auftragen. Eventuell auch einfach nur mit einer Bodylotion vermischen.

Gegenanzeigen
Kontaktallergien und Unverträglichkeiten gegen Inhaltsstoffe.

HINWEIS: *Bei der Verarbeitung am besten Handschuhe und Schutzbrille tragen oder zumindest sehr vorsichtig mit den Chilis umgehen (besonders beim Mörsern!), da das Capsaicin auf keinen Fall in die Augen geraten darf!*

Rosskastanie

10 Rosskastanien (Samen = Früchte)
500 ml Franzbranntwein, ca. 50 Vol.-%

Die Rosskastanien mit einem scharfen Messer möglichst klein hacken, in ein Glas geben und den Franzbranntwein darüber gießen, alle Früchte müssen gut bedeckt sein. Verschlossen für 6-8 Wochen kühl stellen, dann abfltern.

Inhaltsstoffe
Aesculin, Alantoin, Flavone, Gerbstoffe, Gerbsäure, Cumarine, Saponine, Angelinsäure.

Wirkung
Entkrampfend, zusammenziehend, venenstärkend, entstauend, krampflösend, entzündungshemmend, durchblutungsfördernd.

Verwendung
Arteriosklerose, Venenerkrankungen, Krampfadern, Wadenkrämpfe, schwere Beine, Stauungen und Ischiasprobleme.

Dosierung
Mehrmals täglich in Form von Salben oder Einreibungen und Kompressen, verdünnt für Umschläge und Waschungen oder als Teilbäder (eher kühles bis lauwarmes Wasser!), auch pur zum Auftragen, wenn anschließend eingecremt wird!

Gegenanzeigen
Die Einnahme von Rosskastanien ruft Verdauungsprobleme hervor!

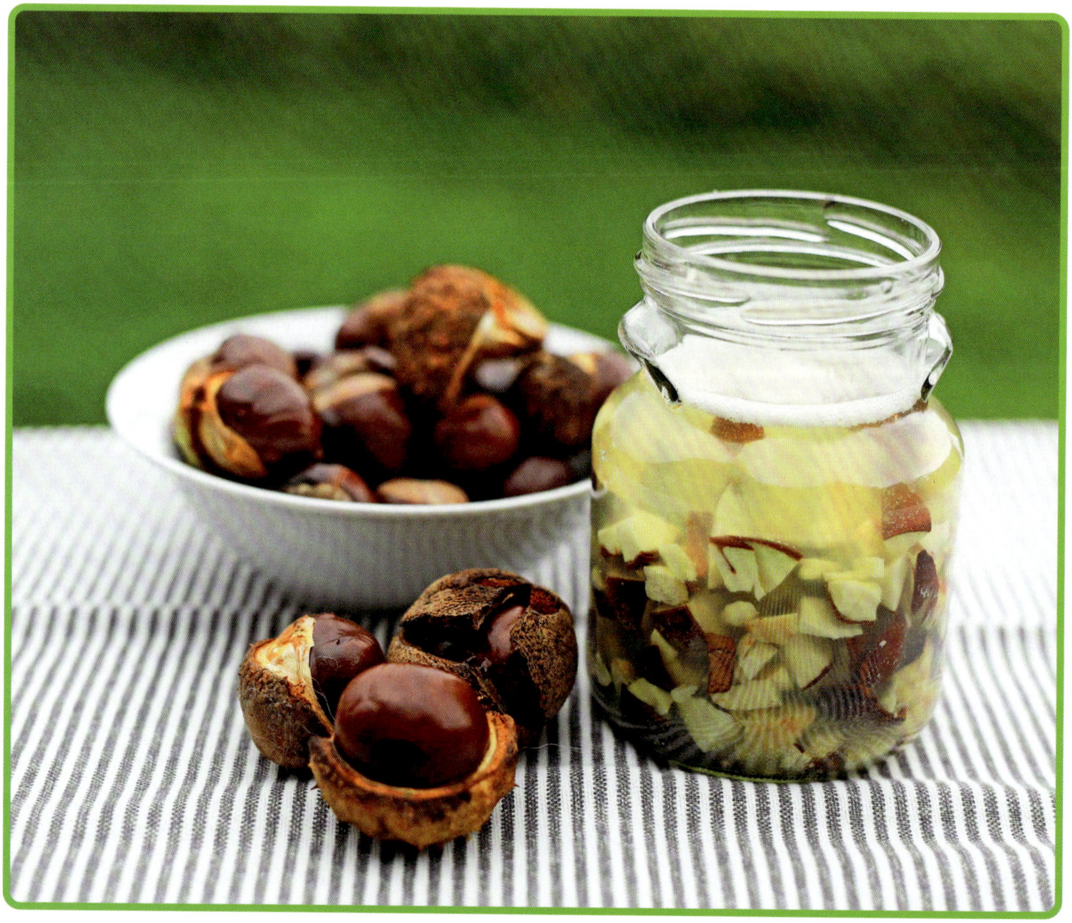

Misch-Tinkturen: Tinctura composita

Für die innerliche Anwendung

Besonders, wenn chronische Beschwerden vorliegen und eine länger dauernde Einnahme alkoholischer Tropfen durchgeführt werden muss, empfiehlt sich folgender Trick: Geben Sie Ihre Dosis der Tinktur in eine Tasse und lassen Sie diese eine Stunde lang in gut warmem Wasser (große Oberfläche) stehen, dann verdunstet ein Teil vom Alkohol!

Abwehrsteigerung

I.

6 EL Zistrose cistus incanus (=creticus, Kraut)

2 EL Kapuzinerkresse (Samen)

500 ml Alkohol, 40 Vol.-%

Die Samen im Mörser grob zerstoßen, mit den getrockneten Kräutern in ein Glas geben und mit dem Alkohol auffüllen. Für 4 bis 8 Wochen ausziehen lassen, danach abfiltern.

Verwendung
Steigerung der Immunabwehr, Vorbeugung in Erkältungszeiten, bei ersten Anzeichen einer beginnenden Erkältung, zur unterstützenden Behandlung bei bakteriellen Infektionen der Atemwege und der Harnwege.

Dosierung
2mal oder bei Bedarf auch mehrmals täglich 10 Tropfen verdünnt einnehmen (am besten in lauwarmem Kräutertee) bis die Erkältung oder die Gefahr der Infektion vorüber ist.

II.

1 EL Sonnenhut echinacea (Kraut oder Wurzeln), frisch oder getrocknet

1 Handvoll Spitzwegerich (Blätter), frisch

1 Handvoll Kapuzinerkresse (Blätter, Blüten)

1 Handvoll Wasserdost eupatorium (Kraut, Blüten), frisch oder getrocknet (1 EL)

1 EL Mädesüß (Blüten, Kraut), frisch oder getrocknet (1 EL)

1 Handvoll Labkraut galium verum, (Kraut), frisch oder getrocknet (1 EL)

500 ml Melissengeist, 80 Vol.-%

30 ml Wasser

Frische Kräuter säubern, sehr fein hacken und schneiden. Getrocknete Kräuter im Mörser noch etwas zerreiben, in ein Glasgefäß geben, Alkohol und Wasser darüber geben, bis alle Kräuterteile leicht darin „schwimmen". Das verschlossene Glas nun für mindestens 4 Wochen an einem dunklen Ort extrahieren lassen. Danach (oder erst wenn die Tinktur benötigt wird) durchfiltern.

Verwendung
Steigerung der Abwehr auch bei beginnender oder bereits ausgebrochener Erkältung, leicht antibiotische Wirkung, schleimlösend und hustenreizstillend, stärkt Lymphdrüsen, leicht schmerzstillend und fiebersenkend.

Dosierung
In akuten Fällen 3 bis 5 mal am Tag 10 Tropfen verdünnt in warmen aber nicht heissen Tee einnehmen, vorbeugend 2mal täglich 5-10 Tropfen. Nach Abklingen der Beschwerden keine Einnahme mehr.

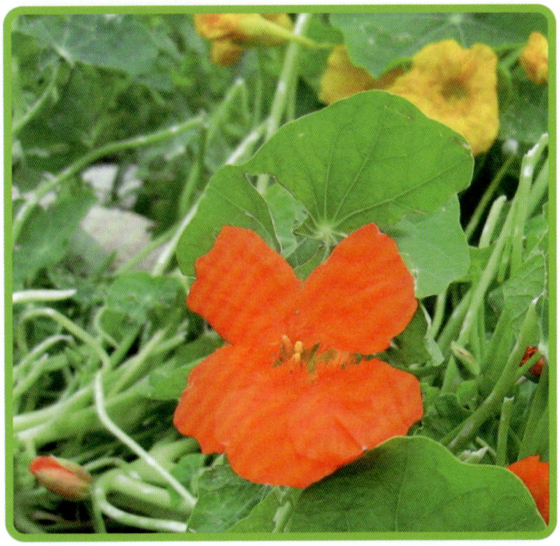

Kapuzinerkresse

Abnehmtropfen

3 EL Rosmarin (Nadeln), getrocknet oder frisch (2 Zweige)

2 EL Salbei (Blätter), frisch oder getrocknet (1,5 EL)

3 EL Schachtelhalm (Kraut), getrocknet oder frisch (4 EL) siehe Foto

2 EL Anis (Samen)

2 EL Wacholder (Beeren), getrocknet

2 EL Süßholz (Wurzel), getrocknet

2 EL Schafgarbe (Kraut), getrocknet oder frisch (3 EL)

1 EL Odermennig (Kraut), getrocknet

1 EL Löwenzahn (Wurzel), getrocknet oder frisch (2 EL)

700 ml Melissengeist, 80 Vol.-%

300 ml Wasser

Beeren leicht quetschen, mit den Kräutern im Wasser kalt über Nacht ansetzen. Am nächsten Tag zum Kochen bringen, vom Herd nehmen und auskühlen lassen. Den Melissengeist zufügen, in ein Ansatzgefäß geben und 2 Wochen lang ziehen lassen, durchfiltern und abfüllen.

Verwendung
Appetithemmend bei Übergewicht und Fettsucht, zur Diätbegleitung.

Dosierung
3mal täglich 15 Tropfen in Wasser einnehmen, nach 6 Wochen eine Pause einlegen.

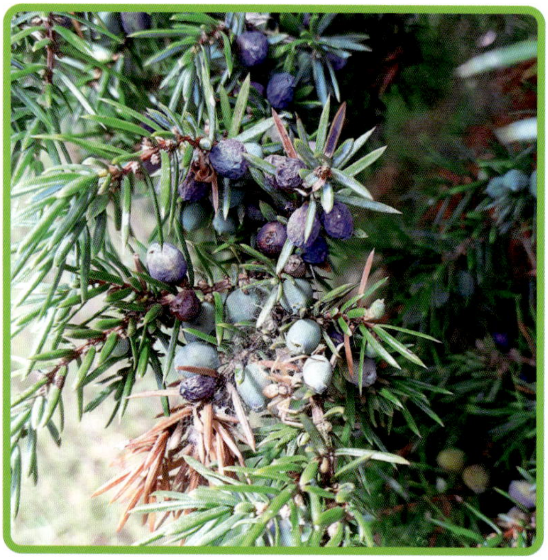

Wacholderbeeren

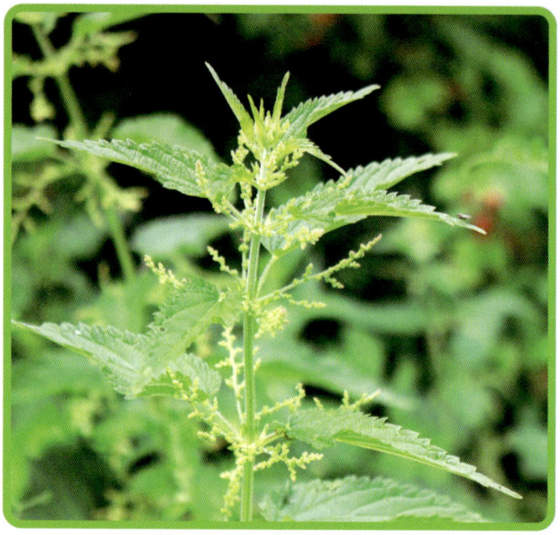

Brennnessel

Allergie- und Ekzem-Tinktur

2 EL Löwenzahn (Wurzel), getrocknet

1 EL Blutwurz (Tormentill, Wurzel), getrocknet

1 EL Kamille (Blüten), getrocknet

2 EL Brennnessel (Blätter, Wurzel), getrocknet

1 EL Stiefmütterchen viola tricolor (Blätter, Kraut, Wurzel), getrocknet

1 EL Hauhechel (Wurzel), getrocknet

1 EL Neem (Rinde), getrocknet

1 EL Engelwurz (Wurzel)

0,7 L Apfelessig

150 g Honig

Apfelessig aufkochen, Wurzeln und Rinden zugeben, 5 Minuten lang kochen. Restliche Kräuter zufügen und vom Herd nehmen. Nach 15 Min. Honig hinein rühren, abgedeckt 5 Tage lang ruhen lassen. Filtern, abfüllen, kühl lagern.

Verwendung
Steigerung der Abwehr bei Hauterkrankungen und allergische Reaktionen der Haut wie Ekzeme, Ausschläge, Nesselsucht, Schuppenflechte. Allergieauslöser sollen nach Möglichkeit entfernt werden und psychosomatische Zusammenhänge erkannt werden.

Dosierung
3-4mal täglich 15-20 Tropfen verdünnt als Kuranwendung über mehrere Monate. Pausen von je 1 Woche nach jedem Einnahmemonat.

Arthritis-Tropfen (Arthrose-Tropfen)

2 EL Weide (Rinde), getrocknet
1 EL Johanniskraut (Blüten, Kraut), frisch oder getrocknet
1 EL Benediktenkraut (Blätter, Blüten), getrocknet oder frisch (2 EL)
2 EL Walnussbaum (Blätter), frisch
1 EL Arnika (Blüten), getrocknet
2 EL Ringelblume (Blüten), frisch
1 EL Teufelskralle (Wurzel), getrocknet
1 EL Engelwurz (Wurzel), getrocknet oder frisch
500 ml Melissengeist, 80 Vol.-%
50 ml Wasser

Frische Kräuter sehr fein schneiden, hacken. Alles mit dem Alkohol und dem Wasser ansetzen. 3 Wochen an einem dunklen Ort ausziehen lassen, bevor man es filtert und abfüllt.

Verwendung
Schmerzende Gelenkerkrankungen wie Arthritis und Arthrose, Verschleißerscheinungen.

Dosierung
3mal 10 Tropfen verdünnt oder auf Zucker.

Blasentinktur I

1 EL Vogelknöterich, getrocknet oder frisch (2 EL)
1 EL Labkraut, getrocknet
1 EL Taubnessel (Blüten), frisch
1 EL Kapuzinerkresse (Blätter), frisch
2 EL Haferstroh, getrocknet
1 TL Mädesüß, getrocknet oder frisch (1 EL)
1 Handvoll Schachtelhalm, frisch oder getrocknet (2 EL)
550 ml Rotweinessig

Frische Kräuter klein schneiden, mit den getrockneten zusammen in ein Schraubglas geben. Den Rotweinessig einmal aufkochen lassen und über die Kräuter gießen. Für 4-6 Wochen an einem kühlen Ort aufbewahren, danach abfiltern.

Dosierung
Täglich auf 3-4mal je 10 bis 20 Tropfen einnehmen. Eine Kur sollte nicht länger als 2 Monate dauern. Eventuell im Herbst, bevor es kühl und nass wird, durchführen.

Blasentinktur II

1 EL Kamille (Blüten), frisch
1 EL Schachtelhalm (Kraut), frisch
1 EL Storchenschnabel (Kraut) frisch
1 EL Echinacea (Blüten und Blätter), getrocknet
1 EL Pappel (Knospen), frisch
50 g Propolis (pulverisiert oder Harz)
300 ml Melissengeist, 80 Vol.-%
30 ml Wasser

Die frischen Kräuter fein schneiden, Propolis im Gefrierfach hart werden lassen, im Mörser fein mahlen. Das Pulver und die Kräuter in ein Glas geben, Melissengeist und Wasser zufügen. An einem warmen Ort 2 Monate lang ausziehen, dabei alle 1 bis 2 Tage schütteln. Filtern, wenn das Propolis gelöst ist. In einer dunklen Flasche lagern.

Dosierung
3mal täglich 15-20 Tropfen in Tee vor dem Essen.

Verwendung I. und II.
Pflegt die Blase, Nieren und Harnwege. Als Kur bei wiederkehrenden Blasenentzündungen geeignet zur Steigerung der Immunabwehr.

Blasentinktur III

1,5 EL Birke (Blätter), getrocknet
1 EL Goldrute (Kraut), getrocknet
1 EL Hauhechel (Wurzel), getrocknet
1 EL Orthosiphon (Blätter), getrocknet
300 ml Melissengeist, 80 Vol.-%
30 ml Wasser

Die Kräuter mischen und in ein Glas schichten, mit Melissengeist und Wasser begießen, so dass alle Teile gut bedeckt sind. 2-3 Wochen lang ausziehen lassen, dann filtern, setzen lassen und am nächsten Tag nochmals durch einen Kaffeefilter laufen lassen.

Verwendung
Bei Harnwegsinfektionen, die keine Behandlung mit Antibiotika benötigen; Blasenreizung und begleitend zur ärztlichen Therapie.

Dosierung
3-4mal täglich 1 TL in viel abgekochtem Wasser oder Tee einnehmen, dazu viel trinken. Nach Abklingen der Beschwerden 2 Tage weiter einnehmen.

Blutarmut

5 Zehen Knoblauch, frisch

3 EL Meisterwurz (Wurzeln), getrocknet

1 EL Mistel (Kraut), getrocknet

3 EL Veilchen (Blätter), getrocknet

1 EL Gänsefingerkraut, getrocknet

1 EL Andorn (Kraut), getrocknet oder frisch (1 Handvoll)

1 Handvoll Blutweiderich (ganze Pflanze), frisch

1 EL Quitte (Blätter oder Samen), getrocknet oder frisch (1 Handvoll)

500 ml Melissengeist, 80 Vol.-%

500 ml Wasser

Wasser mit der Meisterwurz 10 Minuten lang kochen lassen. In den heißen Sud die Kräuter geben, vom Herd nehmen. Knoblauch in Stücke hacken und zugeben. Über Nacht ziehen lassen, anderntags den Melissengeist zufügen und alles in ein Ansatzgefäß geben. 10 Tage lang ausziehen lassen, dann abfiltern.

Verwendung
Zur Blutbildung und Stärkung des Blutdrucks sowie zur Blutreinigung.

Dosierung
Vor dem Schlafengehen mal täglich 25 Tropfen verdünnt einnehmen.

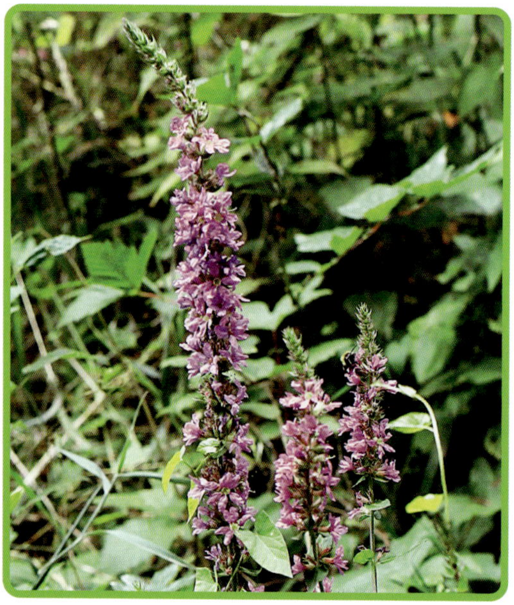

Blutweiderich

Tinktur gegen Bluthochdruck

3 TL Mistel

1 Handvoll Hirtentäschel (ganze Pflanze), frisch oder getrocknet (2 EL)

2 TL Weißdorn (Blüten), getrocknet

1 TL Hopfen (Zapfen), getrocknet

300 ml Apfelessig

Die Kräuter in ein hitzebeständiges verschließbares Gefäß geben (kein Metall!), Apfelessig aufkochen lassen und über die Kräuter gießen. Für 4-6 Wochen an einem kühlen Ort aufbewahren, danach filtern.

Verwendung
Hoher Blutdruck und dessen Begleiterscheinungen.

Dosierung
3mal täglich 10 Tropfen verdünnt zwischen den Mahlzeiten einnehmen. Kurweise Anwendung über maximal 2 Monaten, da die Daueranwendung von Mistelpräparaten zu Leberschäden führen kann!

Tinktur gegen Blutniederdruck

10 g Weißdorn (Blüten), getrocknet

10 g Rosmarin, getrocknet

10 g Lavendel (Blüten), getrocknet

10 g Mistelkraut, getrocknet

10 g Lindenblüten, getrocknet

0,5 L Apfelessig

Zubereitung wie Tinktur gegen Bluthochdruck.

Verwendung
Erhöht und harmonisiert den Blutdruck, besonders wenn man eine Neigung zu blutdruckabhängigem Schwindel hat.

Dosierung
3mal täglich 15-20 Tropfen nach den Mahlzeiten verdünnt einnehmen.

HINWEIS: ***Zur Verbesserung der Wirksamkeit Heilpflanzen-Tinkturen immer unmittelbar vor oder nach der Mahlzeit einnehmen (wenn nicht anders angegeben)!***

Blutreinigungstinktur

1 Handvoll Schachtelhalm, frisch oder getrocknet (1 EL)
1 Handvoll Brennnessel, frisch
1 Handvoll Birke (Blätter), frisch
2 EL Löwenzahn (Wurzel), frisch oder getrocknet (1 EL)
1 EL Walnussblätter, getrocknet oder frisch (2 EL)
1 Handvoll Blutweiderich (ganze Pflanze), frisch
1 EL Schlehdorn (Blüten), frisch oder getrocknet (2 EL)
0,5 L Apfelessig

Die Kräuter in ein hitzebeständiges verschließbares Gefäß geben, Essig einmal aufkochen lassen, Kräuter zufügen, vom Herd nehmen. 4-6 Wochen an einem kühlen Ort extrahieren lassen, danach abfiltern.

Verwendung
Zur Blutreinigungskur für einen Zeitraum von 4 bis 6 Wochen im Frühjahr oder nach längerer Krankheit und Therapie mit Antibiotika, bei Akne und Pickeln. Harntreibend (diuretisch), daher viel Wasser oder Kräutertee über den Tag verteilt trinken!

Dosierung
Bis zu 6 Wochen lang 3mal täglich 2 Tropfen in Wasser oder Tee.

Gegenanzeigen
Vorgeschädigte Nieren, Schwangerschaft, gereizte Harnwege.

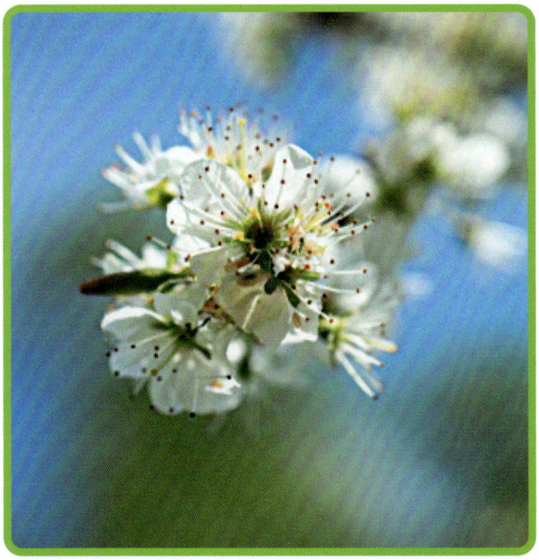

Schlehdornblüten

Bronchialtinktur

2 EL Linde (Blüten), getrocknet
1 EL Anis (Samen), getrocknet
2 EL Thymian (Kraut), getrocknet
1 TL Süßholz (Wurzel), getrocknet
1 EL Fenchel (Früchte), getrocknet
300 ml Melissengeist, 80 Vol.-%
150 ml Wasser

Das Wasser zum Kochen bringen, Fenchel, Anis und Süßholz zugeben und 5 Minuten lang köcheln lassen. Vom Herd nehmen und abkühlen lassen, die restlichen Kräuter und den Melissengeist zufügen. In ein Glasgefäß geben und für mindestens 2 Wochen, am besten aber 4-6 Wochen ausziehen lassen.

Alkoholfreie Variante:
Statt Melissengeist und Wasser 500 ml Rotweinessig verwenden. Den Essig aufkochen, Fenchel, Anis und Süßholz zugeben und 5 Minuten lang köcheln lassen. Die restlichen Kräuter zugeben, nochmals aufwallen lassen, vom Herd nehmen und abkühlen lassen, in einem Glasgefäß 2 Wochen lang ausziehen lassen.

Verwendung
Bei Husten und Bronchitis, löst festsitzenden Schleim und lindert Husten, fördert das Schwitzen bei Fieber, bessert Erkältungsbeschwerden.

Dosierung
3mal täglich 20 Tropfen in Tee, Kindern zwischen 6 und 12 Jahren nur die Essigvariante geben.

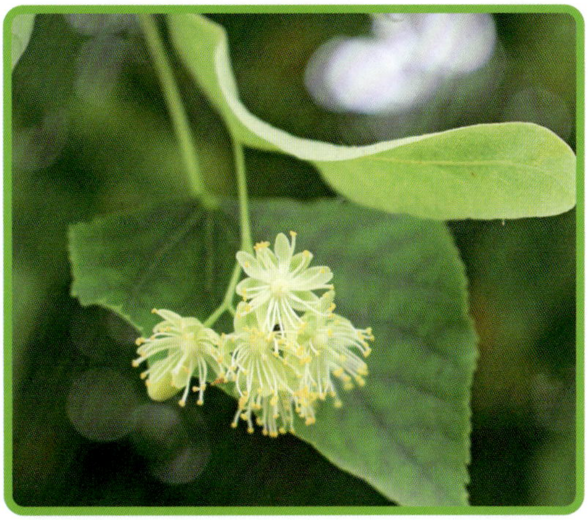

Lindenblüten

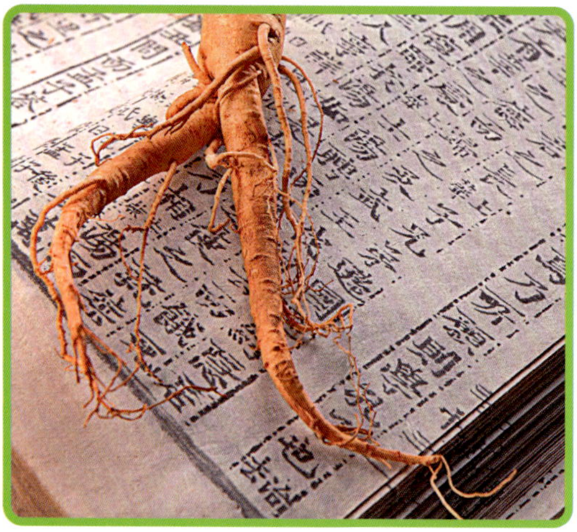

Ginsengwurzel

Burn-Out-Tinktur

4 EL Rosmarin, getrocknet oder frisch (1 Handvoll)
2 EL Frauenmantel (Blätter), getrocknet oder frisch (1 Handvoll)
3 EL Meisterwurz (Wurzel), getrocknet
2 EL Ginsengwurzel, getrocknet
150 g Honig
1 L Rotweinessig

Kräuter in den Rotweinessig geben und zum Kochen bringen, Ginseng zufügen und vom Herd nehmen. Honig in den lauwarmen Sud geben und auflösen. Über Nacht stehen lassen, danach durchfiltern und abfüllen. Reste vom Ginseng im Kühlschrank aufbewahren.

Verwendung
Stressbedingtes Erschöpfungssyndrom, Dauermüdigkeit, Schwäche, Energielosigkeit, Rekonvaleszenz in Prüfungszeit und nach Krankheiten.

Dosierung
Täglich 2mal 30 Tropfen einnehmen in Tee oder Wasser (morgens und mittags). Anwendung mindestens 3 und bis zu 6 Wochen, danach Pause einlegen und evtl. wiederholen.

Gegenanzeigen
Schwangerschaft (wegen Rosmarin)
Ginseng ist extrem bitter!

Diabetestropfen I

1 EL Wegwarte (Wurzel, Blätter, Blüten), getrocknet oder frisch (2 EL)
1 EL Ringelblume (Blüten), frisch oder getrocknet
1 EL Mistel (Kraut), getrocknet
1 EL Birke (Blätter), getrocknet
30 g Bio-Zimtstangen (evtl. geschrotet)
350 ml Apfelessig

Diabetestropfen II

2 EL Heidelbeere (Blätter), getrocknet
2 EL Walnuss (Blätter), getrocknet oder frisch (4 EL)
1 EL Odermennig (Blätter), getrocknet
1 EL Salbei (Blätter), frisch oder getrocknet
1 EL Mistel (Kraut), getrocknet
500 ml Apfelessig

I. und II.:

Frische Kräuter sehr fein schneiden, Zimt zerstoßen. Alles zusammen in ein Glas schichten, Essig aufkochen und darüber gießen. Aufwallen lassen und sofort vom Herd nehmen, abgedeckt 7 Tage lang extrahieren lassen, durchfiltern und abfüllen. Im Kühlschrank aufbewahren, zügig aufbrauchen.

Verwendung
Leicht erhöhte Blutzuckerwerte, die Tropfen können keine Insulintherapie ersetzen! Absprache mit dem Arzt erforderlich!

Dosierung
3mal täglich 30 Tropfen.

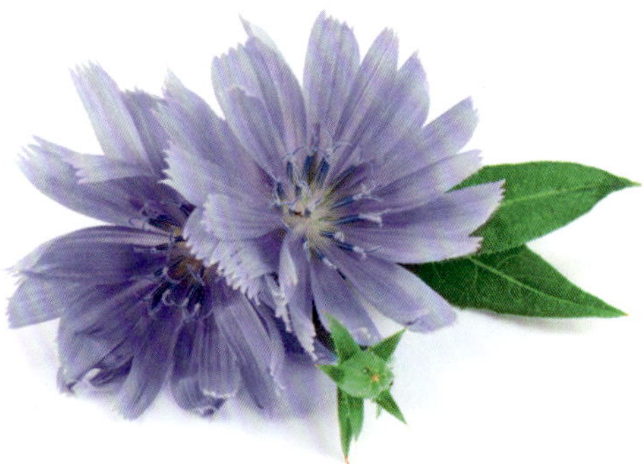

Wegwarte

Durchblutungstinktur

1 EL Mistel (Kraut), getrocknet
1 EL Orthosiphon (Blätter), getrocknet
1 EL Steinklee (Kraut), getrocknet
1 EL Kamille (Blüten), getrocknet
1 EL Weißdorn (Blüten), getrocknet
1 EL Birke (Blätter), getrocknet oder frisch
1 EL Zitronenverbene, getrocknet
1 EL Hirtentäschel (Kraut), getrocknet
1 TL Ringelblume (Blüte), getrocknet
1 TL Minze (Blätter), getrocknet
1 TL Melisse (Blätter), getrocknet
0,7 L Rotweinessig
100 g Honig

Essig zum Kochen bringen, Kräuter zufügen, einmal aufwallen lasen, vom Herd nehmen. In den leicht abgekühlten Sud den Honig einrühren. Abgedeckt 3 Tage an einem kühlen Ort ziehen lassen, filtern und abfüllen.

Verwendung
Arterielle Durchblutungsstörungen auch als Folge von Arteriosklerose, Fettstoffwechselstörungen, hoher Blutdruck.

Dosierung
3mal täglich 25 Tropfen verdünnt einnehmen.

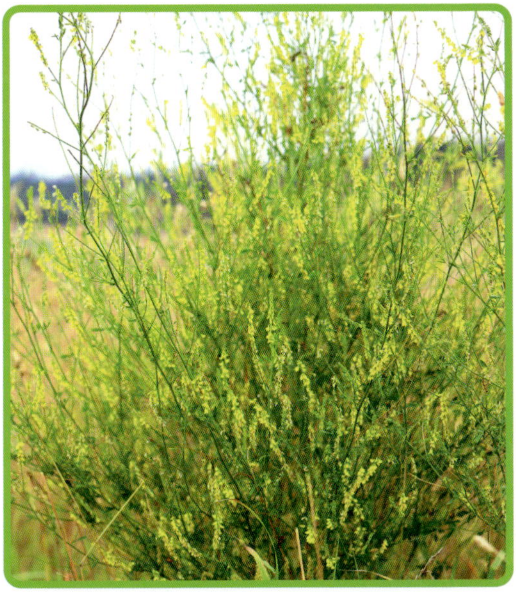

Steinklee

Durchfalltinktur

1 EL Brennnessel (Wurzel)
1 Handvoll Breitwegerich (Kraut), frisch (alternativ Spitzwegerich)
1 Handvoll Blutweiderich (Kraut), frisch
1 EL Eichenrinde, getrocknet
3 EL Kamille (Blüten), frisch oder getrocknet
1 EL Johanniskraut (Blüten und Kraut), frisch oder getrocknet
500 ml Melissengeist, 80 Vol.-%
50 ml Wasser

Die frischen Kräuter waschen und klein schneiden, alles in ein Glas geben und mit dem Alkohol und dem Wasser begießen. Mindestens 4 Wochen lang oder bis zum Bedarf verschlossen ziehen lassen und abfiltern.

Verwendung
Bei ernährungsbedingtem Durchfall (ohne Blut im Stuhl!) bis zu 3 Tage.

Dosierung
3mal täglich vor den Mahlzeiten 10 Tropfen bis der Durchfall weg ist. Dazu Schonkost halten und abführende Nahrungsmittel vermeiden.

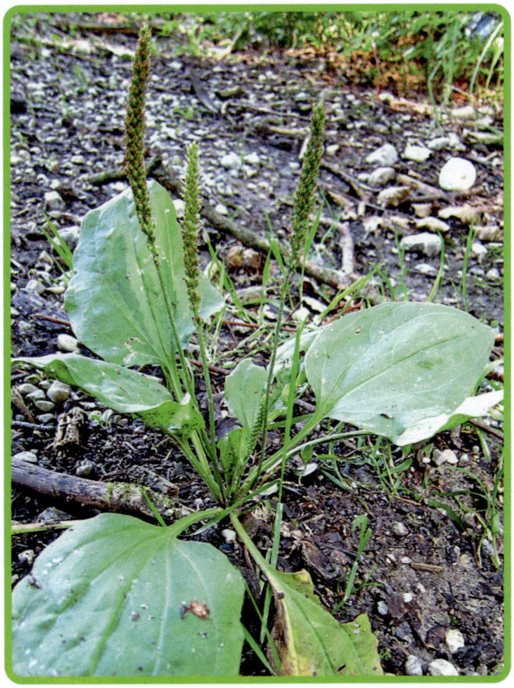

Breitwegerich

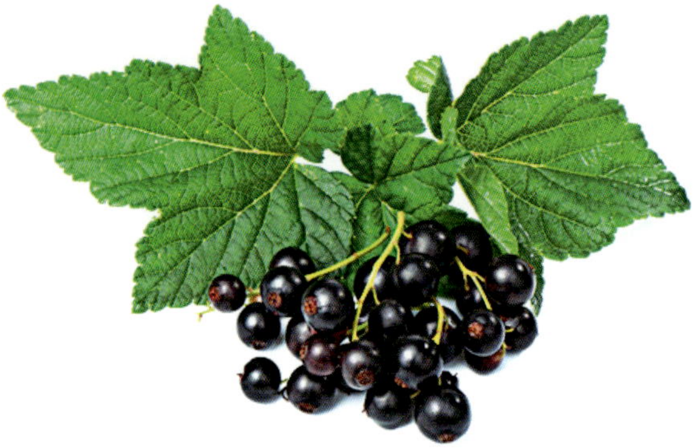

Schwarze Johannisbeere

Gefäß-Reinigungstinktur

30 g Bio-Knoblauch, frisch

1 EL Hafer (Stroh), getrocknet

1 EL Mistel (Kraut), getrocknet

1 EL Weißdorn (Blüten, Blätter), getrocknet

1 EL Steinklee (Kraut), getrocknet oder frisch

1 EL Schachtelhalm, (Kraut) frisch

1 EL Hirtentäschel (Kraut), getrocknet oder frisch

2 EL Johannisbeerblätter (schwarze Johannisbeere), getrocknet oder 4 EL frische, junge noch besser: frische Knospen der Schwarzen Johannisbeere

500 ml Alkohol, 40-70 Vol.-%

Den Knoblauch schälen und in sehr kleine Stücke schneiden, noch besser durch eine Knoblauchpresse drücken. In ein Glas geben, die Kräuter zugeben (frische Kräuter bzw. Knospen vorher sehr fein schneiden). Mit dem Alkohol auffüllen und verschlossen 3 Wochen lang extrahieren lassen. Danach abfiltern und abfüllen.

Verwendung
Arteriosklerose (Arterienverkalkung also), soll helfen, Ablagerungen von den Gefäßwänden zu entfernen, die sich meist aus Kalk, Blutfetten und Bindegeweben bilden.

Dosierung
3-4mal täglich 5-10 Tropfen verdünnt einnehmen, je nachdem wie die Beschwerden sind. Die Tropfen können zur „Geschmacksverbesserung" auch auf einem Stück Würfelzucker eingenommen werden.

Tinktur bei Gürtelrose, Herpes- und Virusinfektionen

3 EL Salbei (Blätter), getrocknet oder frisch

1 EL Kamille (Blüten), getrocknet oder frisch

2 EL Eichenrinde, getrocknet

2 EL Hafer (Stroh)

3 EL Wacholder (Kraut)

1 EL Linde (Blüten)

1 EL Wermut (Kraut), getrocknet

2 EL Mädesüß (Blüten)

800 ml Melissengeist, 80 Vol.-%

80 ml Wasser

50 g Propolis (gemahlen)

Das Propolispulver in eine große Flasche geben, im Alkohol auflösen. Frische Kräuter nun sehr fein hacken und getrocknete Kräuter im Mörser leicht zerreiben, alles zum Propolis-Alkohol-Gemisch geben, das Wasser zufügen. Mindestens 1, besser 2 Wochen lang stehen lassen, dabei so oft wie möglich kräftig durchschütteln. Durchsieben, abfüllen und im Kühlschrank aufbewahren.

Verwendung
Antiviral, antibakteriell, fungizid, abwehrstärkend und entzündungshemmend.

Dosierung
Im akuten Fall 4mal täglich 1-2 EL der Tinktur in warmem Tee einnehmen. Bei Herpes und Gürtelrose eignet sich die Tinktur auch verdünnt zur äußerlichen Anwendung wie Umschläge und Wickel.

Anmerkung:
Selbstverständlich ist eine ärztliche Diagnose und ggfs. Therapie unumgänglich bei sämtlichen Viruserkrankungen!

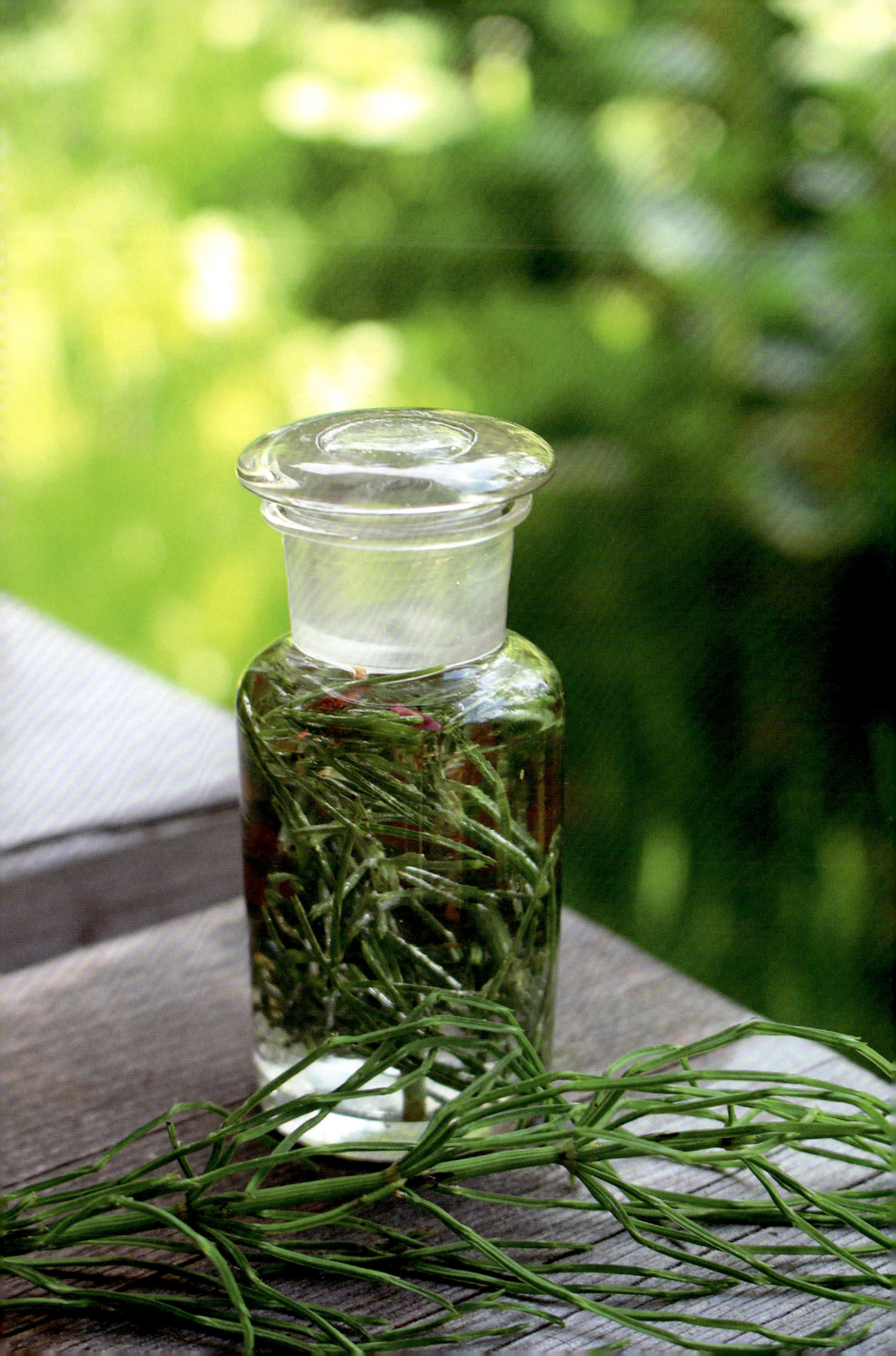

Halspflege- und Stimmbandtinktur

2 EL Salbei (Blätter, Blüten), frisch oder getrocknet
1 EL Gänseblümchen (Blätter), frisch
2 EL Königskerze (Blüten), getrocknet
1 EL Isländisches Moos, getrocknet
1 EL Kamille (Blüten und Kraut), getrocknet
1 EL Bibernelle (Wurzel), getrocknet
1 EL Odermenning (Kraut), frisch oder getrocknet
100 g Waldhonig
0,7 L Apfelessig

Frische Kräuter säubern und sehr fein hacken, den Apfelessig zum Kochen bringen und die Kräuter zufügen. Sud vom Herd nehmen und etwas abkühlen lassen, Honig darin auflösen, über Nacht ziehen lassen. Anderntags abfiltern und in eine Flasche füllen.

Verwendung:
Bei gereiztem Hals, Probleme mit Stimmbändern und Stimme, häufigem Räuspern etc. Natürlich kontraproduktiv ist Rauch bzw. Tabak rauchen, Alkoholkonsum und scharfe Gewürze, trockene Heizungsluft, Überbeanspruchung der Stimme.

Dosierung
3mal täglich 15 Tropfen in lauwarmen Tee; mehrmals täglich mit dem verdünnten Kräuteressig gurgeln und Mundspülungen machen, innerhalb von 6 Wochen aufbrauchen und im Kühlschrank aufbewahren.

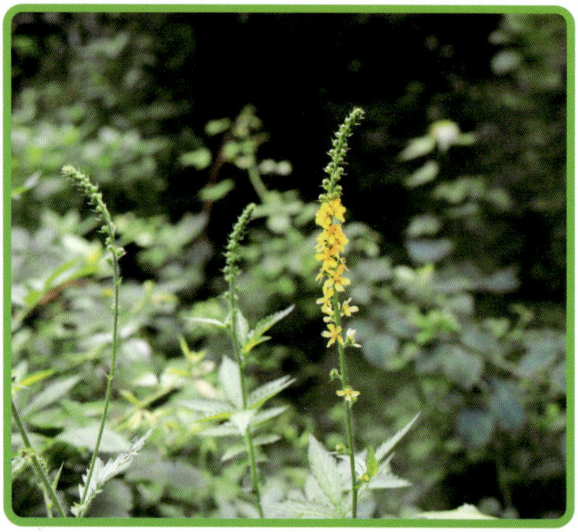

Odermenning

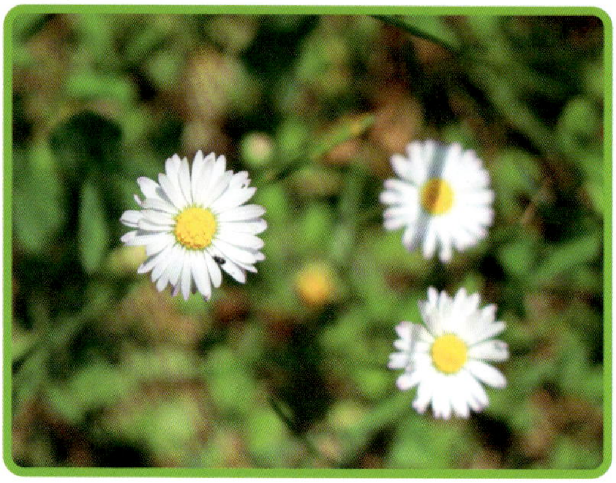

Gänseblümchen

Tinktur gegen Harnwegsinfektionen

1 EL Sonnenhut (echinacea angustifolia), getrocknet oder frisch
50 g Meerrettich (Wurzel), frisch
1 EL Kapuzinerkresse (Samen)
1 EL Bärentraubenblätter (Kraut)
1 EL Basilikum (Kraut), frisch
300 ml Melissengeist, 80 Vol.-%
50 ml abgekochtes abgekühltes Wasser

Die Meerrettichwurzel schälen und fein reiben, Basilikum waschen und schneiden. Alles in ein Glas geben und mit dem Alkohol und dem Wasser begießen, 4 Wochen lang verschlossen ziehen lassen, dann abfiltern.

Verwendung
Bei ersten Anzeichen einer beginnenden Harnwegeinfektion mit der Einnahme beginnen, bei der vollständigen Ausheilung wieder absetzen. Entzündungshemmend, immunstärkend, abheilend, virushemmend, harntreibend, desinfizierend, antibiotisch, schmerzlindernd.

Dosierung
Keine Dauerdosierung!
3mal täglich 30 Tropfen in Blasentee (z.B. Orthosiphon) einnehmen.
Siehe auch Blasentinktur!

Gegenanzeigen
Nicht für Kinder unter 4 Jahren verwenden und nicht bei akuten Magen- oder Darmgeschwüren!

Herzstärkende Tinktur (Abb. Seite 43)

3 EL Weißdorn (Blüten und Blätter), getrocknet
1 EL Rosmarin, frisch oder getrocknet
2 EL Petersilie, frisch
0,5 L Apfelessig
3 EL Honig

Frische Kräuter säubern, klein schneiden, mit den Getrockneten im Apfelessig aufkochen. Vom Herd nehmen und abkühlen lassen, in die noch lauwarme Flüssigkeit den Honig einrühren. Abfüllen und 3 Tage lang abgedeckt kühl stellen. Absieben und abfüllen, kalt aufbewahren.

Verwendung
Bei Herzbeschwerden aufgrund von Spannungszuständen, Herzklopfen oder Stress und zur Kräftigung des Herzens.

Dosierung
4 Wochen lang als stärkende Kur 3mal täglich 20 Tropfen in Wasser verdünnt einnehmen.

Honigtinktur gegen Husten und Erkältung

400 g Honig vom Imker
(am besten Waldhonig)
150 ml frischer, junger Spitzwegerich
100 ml Gänseblümchen, Blüten und Kraut
20 g Ingwerwurzel
1 EL Lavendelblüten, getrocknet

Den Spitzwegerich und die Gänseblümchen säubern, aber nicht waschen, und fein hacken. Mit dem Lavendel in ein Ansatzglas geben. Ingwer schälen, fein hacken, ebenfalls zusetzen. Mit dem Honig auffüllen, so dass alles gut bedeckt ist. Verschlossen 2 Wochen an einem lichtgeschützten, warmen Ort ausziehen lassen. Täglich umdrehen zum Durchmischen. Dann den Honig filtern. Dafür etwas anwärmen, sonst läuft er nicht durchs Sieb. Entweder man stellt ihn eine Stunde lang vorher in die Nähe der Heizung oder gibt das Glas solange in ein warmes Wasserbad, bis er dünnflüssig wird (nicht über 40 Grad erhitzen!). Am einfachsten geht dies übrigens im Thermomix® (oder einem ähnlichen, vergleichbaren Thermokochgerät), in dem man den Honig mit den Kräutern 10 Minuten lang bei 37 Grad rührt. Den gesiebten Honig dann in das ausgespülte Glas abfüllen und dunkel lagern.

Wirkung
Antibakteriell, entzündungshemmend, beruhigend, schleimlösend, immunstärkend, reinigend.

Verwendung
Husten, Erkältung, Verschleimung, Fieber, Heiserkeit.

Dosierung
Erwachsene und Schulkinder nehmen 2-3mal täglich 1 EL davon ein, Kinder ab 2 Jahren 2mal täglich 1 TL.

Gegenanzeigen
Nicht für Kinder unter 1 Jahr verwenden! Honig kann das Bakterium Clostridium botulinum enthalten, der für Säuglinge höchst gefährlich ist, denn ihr Darm kann sich dagegen noch nicht wehren.

Hustenstiller

1 EL Thymian (Kraut), getrocknet
1 EL Pelargonie (Wurzel), getrocknet
1 EL Zinnkraut (Kraut), getrocknet
1 EL Alant (Wurzel), getrocknet
1 EL Spitzwegerich (Kraut), getrocknet
1 EL Eibisch (Wurzel), getrocknet
1 TL Schlüsselblume (Wurzel), getrocknet
1 EL Holunder (Blüten), getrocknet
250 ml Wasser
350 ml Melissengeist oder Alkohol, 80 Vol.-%

Alant, Eibisch und Schlüsselblume im Wasser kalt ansetzen, über Nacht ziehen lassen. Dann zum Kochen bringen, einmal aufwallen lassen, vom Herd nehmen. Restliche Kräuter zufügen, erkalten lassen. In ein Glas umfüllen, Alkohol zugeben und 10 Tage lang ausziehen lassen, filtern.

Verwendung
Husten, Reizhusten und Bronchitis mit viel oder auch wenig Auswurf, Erkältung allgemein, Lungenentzündung.

Dosierung
Akut: stündlich 1 TL in heißem Tee (nicht länger als 3 Tage lang), danach 3mal täglich 10 Tropfen bis zum Ausheilen der Erkältung; leicht sämig durch die verwendeten Schleimplanzen!

Infektionskrankheiten-Tinktur

1 EL Schachtelhalm (Kraut), getrocknet oder frisch (1 Handvoll)

1 EL Birke (Blätter), getrocknet oder frisch (1 Handvoll)

1 EL Schafgarbe (Kraut), getrocknet oder frisch (1 Handvoll)

1 EL Brennnessel (Blätter), getrocknet oder frisch (1 Handvoll)

1 EL Klette (Wurzel), getrocknet oder frisch (1 Handvoll)

1 EL Bärwurz (Wurzel), getrocknet

2 EL Gänseblümchen (Blätter), frisch

500 ml Obstessig

3 EL Honig

Den Obstessig mit den Kräutern in einen Kochtopf geben und aufkochen lassen, vom Herd nehmen und im Sud erkalten lassen, in die noch etwas warme Flüssigkeit den Honig geben und darin auflösen. In einem Glas verschlossen 10 Tage ziehen lassen, filtern und abfüllen, kühl lagern.

Verwendung
Ersetzt nicht den Arzt! Begleitend zur ärztlichen Behandlung bei einer Infektion mit Masern, Mumps, Röteln und Windpocken.

Dosierung
Vor dem Essen 3mal täglich 2 TL in Wasser einnehmen.

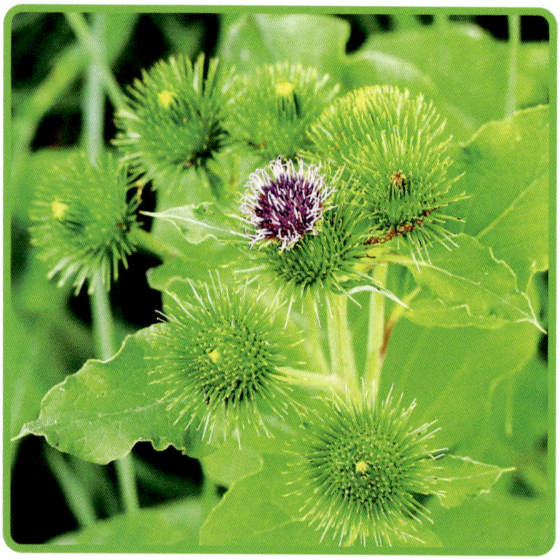

Große Klette

Ischiastinktur

1 EL Birke (Blätter)

1 EL Ehrenpreis (Kraut, Wurzel)

1 EL Stiefmütterchen (Kraut, Blüten), wildes

1 EL Wacholder (Beeren)

300 ml Gin oder Alkohol, mindestens 38 Vol.-%

Alles in ein Glas geben und mit dem Alkohol begießen, 4 Wochen lang verschlossen ziehen lassen und dann abfiltern.

Verwendung
Bei gereiztem Ischias oder Nervenschmerzen einnehmen, zusätzlich zur äußerlichen Einreibung.

Dosierung
Morgens und abends 10 Tropfen verdünnt nach den Mahlzeiten einnehmen.

Gegenanzeigen
Nicht in der Schwangerschaft und bei eingeschränkter Nieren- und Herzfunktion einnehmen.

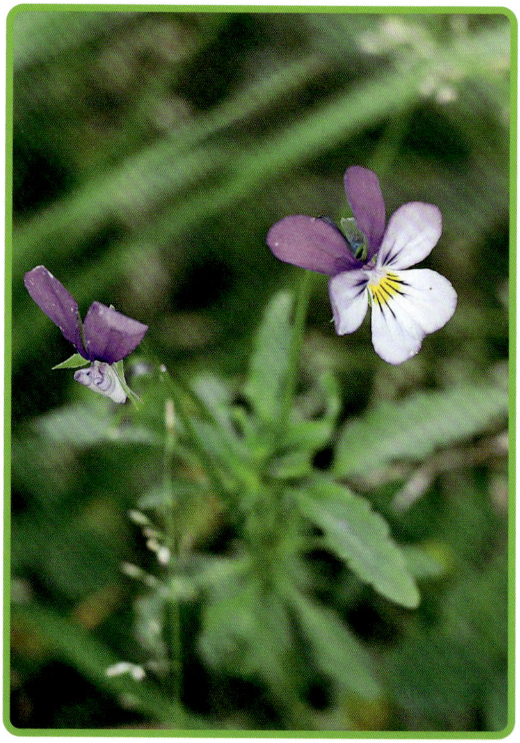

Wildes Stiefmütterchen

Karminativum (Blähungstinktur)

1 EL Kamille (Blüten), getrocknet
1 TL Fenchel (Samen)
1 TL Anis (Samen)
1 TL Kümmel (Samen)
1 TL Engelwurz (Wurzel), getrocknet
1 EL Liebstöckel (Wurzel), getrocknet
1 EL Lindenblüten, getrocknet
1 EL Pfefferminze (Blätter), getrocknet
500 ml Lösungsmittel: 40 Vol.-% Alkohol oder Mischung aus Melissengeist und Kamillentee 2:1 oder Obstessig

Die Samen in einem Mörser zerstoßen, mit den Kräutern in ein verschließbares Glas geben (es sollte nicht mehr als 2/3 voll sein) und mit dem Lösungsmittel auffüllen. An einem warmen Ort für 6 Wochen lang ausziehen lassen.

Verwendung
blähungstreibend, bei leichten Bauchschmerzen, sogenannten widrigen Winden und Verdauungsproblemen.

Dosierung
Bei Bedarf mehrmals täglich bis zu 30 Tropfen in Wasser oder Tee, Kinder 10 Tropfen der Essigvariante. Bei länger dauernden Beschwerden ärztlich abklären lassen.

Gegenanzeigen
Unverträglichkeiten gegen die Inhaltsstoffe, z. B. gegen Korbblütler.

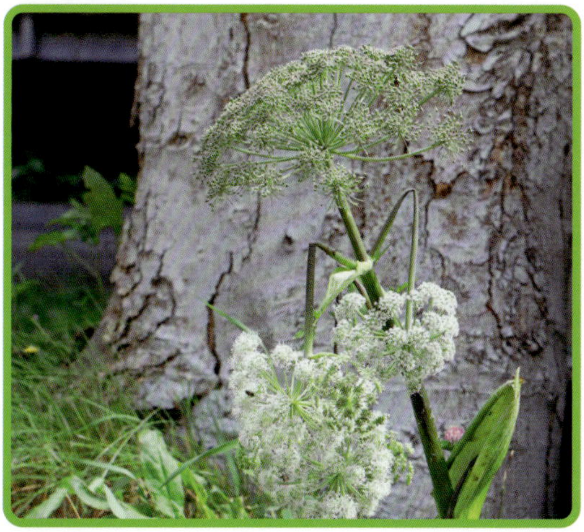

Engelwurz

Leberstärkende Tinkturen

Leberkräuter sollen immer nur über einen bestimmten Zeitraum angewendet und dann eine Pause eingelegt werden. Daher finden Sie hier drei verschiedene Zusammenstellungen für eine Lebertinktur. Wechseln Sie diese nach 4 Wochen ab, pausieren Sie dazwischen immer für 2 Wochen. Da Alkohol ungünstig für die Leber ist, verwenden wir besser Essig als Lösungsmittel.

Lebertinktur I

1 EL Lavendel, getrocknet
1 EL Ysop, getrocknet
1 EL Salbei, getrocknet
200 ml Apfelessig

Lebertinktur II

1 EL Mariendistel, getrocknet
1 EL Odermennig, getrocknet
1 TL Fenchel (Samen)
200 ml Apfelessig

Lebertinktur III

1 TL Löwenzahn (Wurzel), getrocknet
1 EL Tausendgüldenkraut, getrocknet
1 EL Schafgarbe, getrocknet
200 ml Apfelessig

I. bis III.:

Kräuter in einen Topf geben und mit dem Obstessig übergießen, zum Kochen bringen, vom Herd nehmen und abkühlen lassen. Nicht filtern! Alles zusammen in ein Glas füllen. 10 Tage lang an einem kühlen Platz ruhen lassen, dann erst durchpassieren und abfüllen. Im Kühlschrank aufbewahren und innerhalb von 3 Monaten verbrauchen.

Verwendung
Fördert und stärkt die Leber, hilft bei der Entgiftung und der Ausscheidung von Medikamentenrückständen zum Beispiel nach Krankheit.

Dosierung
3mal täglich 15 Tropfen verdünnt vor den Mahlzeiten einnehmen.

Lymphtropfen

1 EL Löwenzahn (Wurzel), frisch oder getrocknet

1 EL Ringelblume (Blüten), frisch

1 EL Taubnessel (Kraut und Blüten), frisch

2 EL Labkraut (Echtes oder Klettenlabkraut), frisch oder 1 EL getrocknet

1 EL Frauenmantel (Blätter), frisch

1 EL Storchenschnabel (Kraut), frisch oder getrocknet

1 EL Kamille (Blüten, Kraut), frisch oder getrocknet

450 ml Melissengeist, 80 Vol.-%

50 ml Wasser

Frische Kräuter sehr fein wiegen und schneiden. Alles mit dem Alkohol und dem Wasser in ein Gefäß schichten und verschlossen und dunkel mindestens 3 Wochen lang ausziehen lassen, danach abfiltern.

Verwendung
Pflege und Stärkung des Lymphstoffwechsels, Anregung von Immunabwehr und Abtransport überschüssiger Flüssigkeit und Giftstoffen.

Dosierung
3mal täglich 10 Tropfen verdünnt einnehmen, auch als Kur bis zu 6 Wochen geeignet.

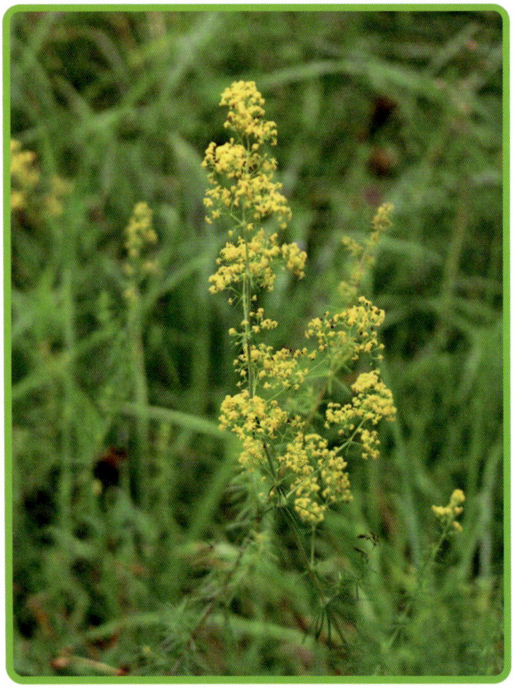

Echtes Labkraut (Galium verum)

Männertinktur

1 EL Birke (Blätter), frisch oder getrocknet

1 EL Goldrute (Blüten und Kraut), getrocknet

1 EL Gänsefingerkraut (Kraut, Wurzel), getrocknet

2 EL Zinnkraut (Kraut), frisch oder getrocknet

1 EL Roter (= stinkender) Storchenschnabel (Kraut), frisch oder getrocknet

1 EL Weidenröschen, kleinblütiges (Kraut), frisch oder getrocknet

2 EL Brennnessel (Wurzel), getrocknet

700 ml Alkohol, 70 Vol.-%

Frische Kräuter säubern und fein hacken. Getrocknete und frische Kräuter dann in ein Glas schichten und mit dem Alkohol auffüllen bis alles darin schwimmt. Für mindestens 2 Wochen an einem dunklen Ort extrahieren lassen, danach abfiltern und abfüllen.

Verwendung
Zur Pflege der Prostata. Anwendung als regelmäßige Kur über einen Zeitraum von 6 Wochen empfohlen.

Dosierung
2mal täglich 15 Tropfen verdünnt einnehmen, auch als Kuranwendung bis zu 6 Wochen.

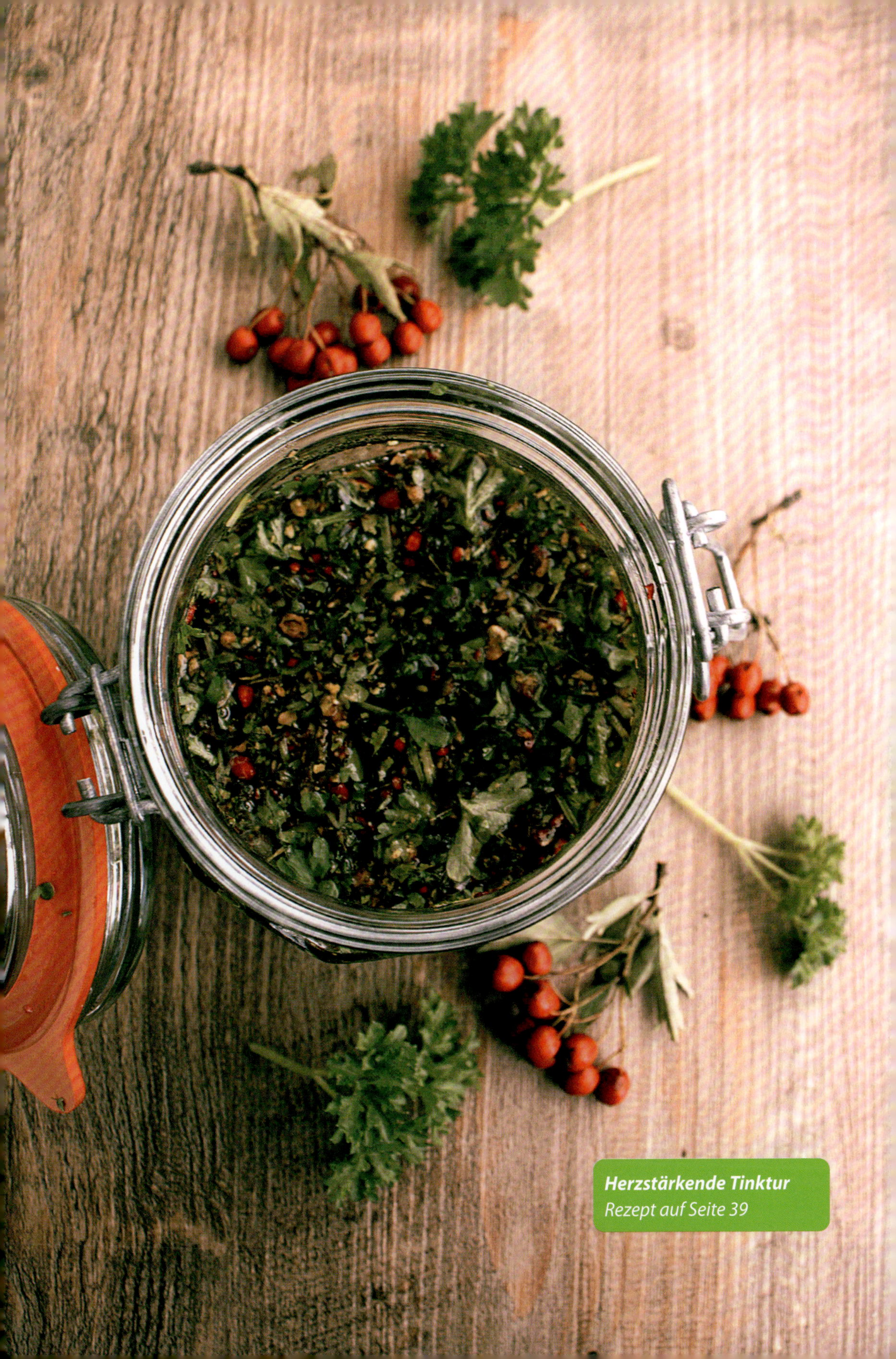

Herzstärkende Tinktur
Rezept auf Seite 39

Magentropfen

10 g Gelber Enzian (gentiana lutea, Wurzel), getrocknet

1 EL Wermut, getrocknet oder frisch (½ Handvoll)

2 EL Schafgarbe, getrocknet oder frisch (1 Handvoll)

2 EL Tausendgüldenkraut, getrocknet oder frisch (1 Handvoll)

½ EL Löwenzahn (Wurzel), getrocknet oder frisch (2 EL)

3 EL Kamillenblüten, getrocknet oder frisch (2 Handvoll)

500 ml Melissengeist, 80 Vol.-%

100 ml Wasser

Getrocknete Kräuter vermischen und in ein Glas schichten, frische Kräuter waschen, kleinschneiden und zufügen. Mit dem Melissengeist und dem Wasser übergießen bis alle Teile bedeckt sind. 2 Wochen lang ausziehen lassen, danach absieben und am nächsten Tag nochmals durchfiltern.

Verwendung
Bei nervösen oder verstimmten Magen, wiederkehrenden Magenproblemen, regt den Appetit an.

Dosierung
2mal täglich oder bei Bedarf nach den Mahlzeiten 10 Tropfen in Wasser oder lauwarmen Tee vor den Mahlzeiten einnehmen.

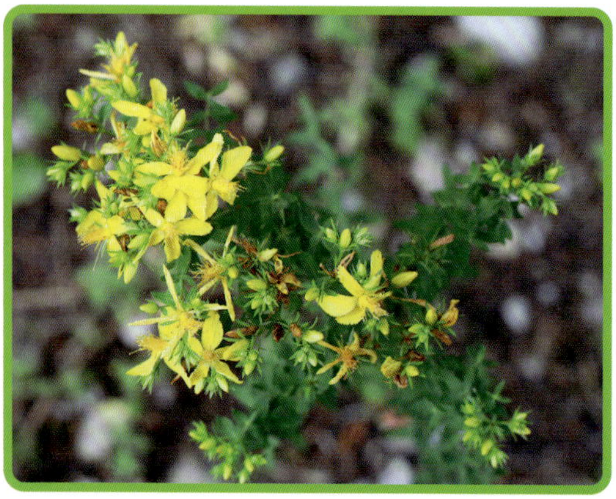

Johanniskraut

Migränetropfen

2 EL Johanniskraut (Kraut, Blüten), frisch oder getrocknet (1 EL)

1 EL Krause Minze (Blätter), getrocknet

2 EL Melisse (Blätter, Blüten), frisch oder getrocknet (1EL)

1 EL Hopfen (Dolden), getrocknet

4 EL Frauenmantel, frisch oder getrocknet (2 EL)

1 EL Ehrenpreis (Wurzel), getrocknet

1 EL Bibernelle (Wurzel), getrocknet

4 EL Brombeere (Blätter), frisch oder getrocknet (2EL)

4 EL Thymian, frisch oder getrocknet (2 EL)

2 EL Tausendguldenkraut, getrocknet

1 EL Lavendel (Blüten), getrocknet oder frisch

1 EL Orangenblüten, getrocknet

2 L Apfelessig

100 g Honig

Wurzeln über Nacht im Essig ansetzen, anderntags zum Kochen bringen. Frische Kräuter säubern und sehr fein schneiden. Frische und getrocknete Kräuter in den kochenden Essig schütten und sofort vom Herd nehmen. In die noch warme, aber nicht heiße Flüssigkeit den Honig einrühren und abgedeckt 3 Tage lang an einem kühlen Ort ruhen lassen. Danach abseihen und abfüllen, im Kühlschrank aufbewahren.

Verwendung
Migräne mit Begleiterscheinungen wie Sehstörungen, Brechreiz, Bauchschmerzen, Spannungs- und wetterbedingte Kopfschmerzen.

Dosierung
Zur Vorbeugung 3mal täglich 1 EL in Tee, im akuten Fall bis zu 6mal am Tag je 1 EL verdünnt einnehmen.

ANMERKUNG: ***bei öfter auftretenden Kopfschmerz- und Migräneattacken ist eine Abklärung beim Arzt nötig, dass keine Erkrankungen vorliegen wie z. B. Gehirntumore oder Blutungen!***

Muskelrheuma-Tinktur

2 EL Rosskastanie (Blüte), frisch
1 EL Teufelskralle (Wurzel), getrocknet
2 EL Krause Minze (Blätter), getrocknet
2 EL Berberitze (Beere), getrocknet oder frisch
1 EL Weißdorn (Blüten), getrocknet
0,7 L Rotweinessig

Teufelskralle über Nacht im Essig ansetzen, am nächsten Tag aufkochen. Frische Kräuter fein schneiden und mit getrockneten Kräutern bzw. Beeren in den kochenden Essig schütten, anschließend vom Herd nehmen. In die noch warme Flüssigkeit Honig einrühren. 3 Tage abgedeckt kühlstellen. Abseihen und abfüllen, im Kühlschrank aufbewahren.

Verwendung
Muskelrheuma, Weichteilrheuma, Fibromyalgie, Muskelschmerzen, Lähmungserscheinungen (ärztliche Abklärung!).

Dosierung
Täglich 3mal 15 Tropfen in Wasser einnehmen über 4 bis 6 Monate, dazwischen einwöchige Pausen einlegen.

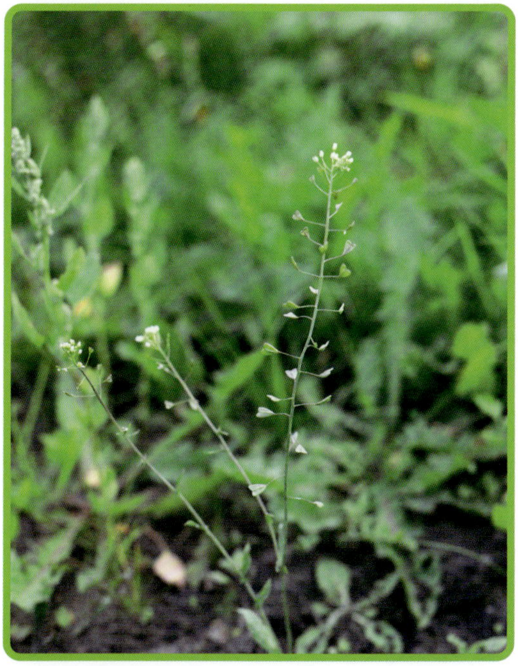

Hirtentäschel

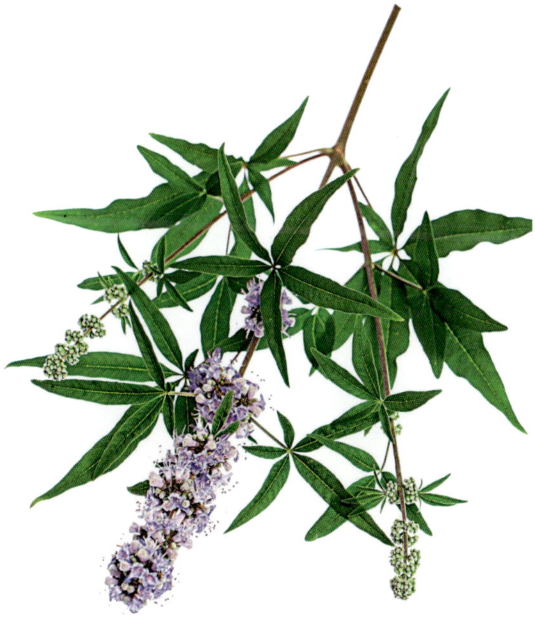

Mönchspfefferstrauch

Anti-Myom-Mischung

2 EL Frauenmantel (Blätter), frisch
1 TL Mönchspfeffer (Samen), getrocknet
2 EL Hirtentäschel (ganze Pflanze), frisch
2 EL Schafgarbe (Kraut), frisch oder getrocknet (1 EL)
2 EL Basilikum (Blätter), frisch
0,7 L Alkohol, 60 Vol.-%

Frische Kräuter säubern und sehr fein hacken, alles zusammen in ein Gefäß geben und mit dem Alkohol begießen. An einem kühlen und dunklen Ort mindestens 3 Wochen lang extrahieren lassen. Danach abfiltern und abfüllen.

Verwendung
Frauenkrankheiten wie Myome und gutartige Geschwulste, Oberbauchbeschwerden. Ersetzt nicht die ärztliche Konsultation!

Dosierung
3mal täglich 15 Tropfen verdünnt einnehmen, nach 6 Wochen eine Pause einlegen von mindestens 4 Wochen, eventuell wiederholen.

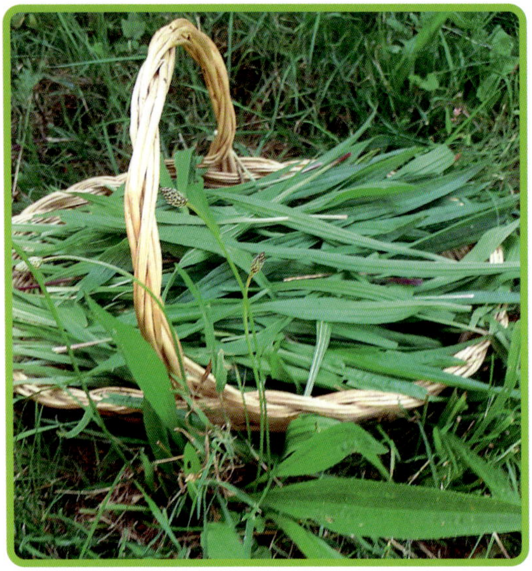

Spitzwegerich

Nebenhöhlen-Schnupfen-Tinktur

1 Handvoll Ringelblume (Blütenblätter ohne Kelch), frisch
2 Handvoll Brombeerblätter, frisch
3 Handvoll Spitzwegerich, frisch
1 Handvoll Thymian, frisch
1 Zweig Rosmarin
2 EL Holunderblüten, frisch oder getrocknet (1 EL)
2 EL Bertramwurzel, getrocknet
2 EL Mädesüß (Blüten), getrocknet oder frisch (1 Handvoll)
10 g Ingwerwurzel, frisch
100 ml abgekochtes abgekühltes Wasser
0,7 L Melissengeist, 80 Vol.-%

Die frischen Kräuter säubern und klein schneiden, in ein Glas schichten und die getrockneten Bertramwurzeln und Mädesüß-Blüten zugeben. Mit Melissengeist und Wasser übergießen bis alle Teile bedeckt sind.
3-6 Wochen lang ausziehen lassen, danach absieben, am nächsten Tag nochmals durchfiltern.

Verwendung
Entzündungshemmend, schmerzlindernd, abschwellend, schleimlösend.

Dosierung
3mal täglich 15 Tropfen in Wasser oder Tee einnehmen, Kinder bis 12 Jahre die Hälfte.

Nerven-Tropfen

1 EL Baldrian (Wurzel), getrocknet
1 EL Johanniskraut (Blüten, Kraut), getrocknet oder frisch (2 EL)
2 EL Tulsikraut (Blätter), getrocknet
1 EL Rosmarin (Nadeln), frisch
1 EL Hopfen (Zapfen), getrocknet
2 EL Melisse (Blätter), frisch
1 EL Fieberklee (Blätter, Wurzel), frisch
2 EL Thymian (Kraut, Blüten), getrocknet oder frisch (3 EL)
1 EL Tausendgüldenkraut (Kraut), getrocknet
1 EL Lavendel (Blüten), getrocknet oder frisch
2 Sternaniskapseln
0,7 L Melissengeist, 80 Vol.-%
100 ml Wasser

Frische Kräuter fein hacken, zusammen mit den anderen Heilpflanzen in ein Glas schichten und den Alkohol und das Wasser zufügen.
3-4 Wochen ausziehen lassen, danach abfiltern und abfüllen, dunkel aufbewahren.

Verwendung
Vegetative Dystonie, nervale Dysregulation, Erregbarkeit, Reizbarkeit, Nervenschwäche, Einschlafprobleme.

Dosierung
Je nach individuellem Bedarf 3-5mal täglich 30-50 Tropfen verdünnt einnehmen. Bei langfristiger Einnahme jedoch unter Berücksichtigung des Alkoholgehaltes die Menge reduzieren oder den Alkohol vor der Einnahme mindestens 1 Stunde lang verdunsten lassen.

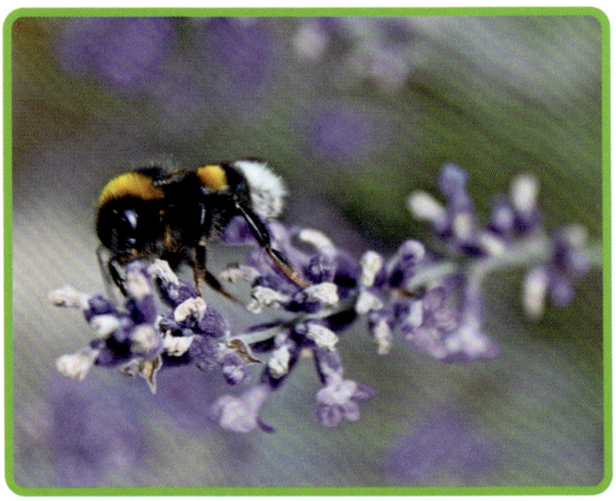

Lavendel mit Besucher

Ödemtinktur

2 EL Wacholder (Beere), getrocknet
1 EL Löwenzahn (Wurzel), getrocknet
2 EL Rosmarin (Nadeln), frisch
2 EL Birke (Blätter), frisch
1 EL Gänseblümchen (Blätter), frisch
1 EL Kümmel (Samen), getrocknet
1 EL Petersilie (Samen), getrocknet
1 EL Liebstöckel (Wurzel), getrocknet
1 EL Goldrute (Blätter), getrocknet
2 EL Ringelblume (Blüten), frisch oder getrocknet (1 EL)
1 L Gin, 40 Vol.-%

Frische Kräuter fein hacken, alles zusammen in ein Glas geben und den Gin zufügen. Verschlossen 4-6 Wochen lang ausziehen lassen. Danach abfiltern und abfüllen, dunkel aufbewahren.

Verwendung
Ödeme, Wassereinlagerungen, Wassersucht.

Dosierung
2 bis 3mal täglich 10 Tropfen verdünnt einnehmen, nach 1 Monat eine einwöchige Pause einlegen.

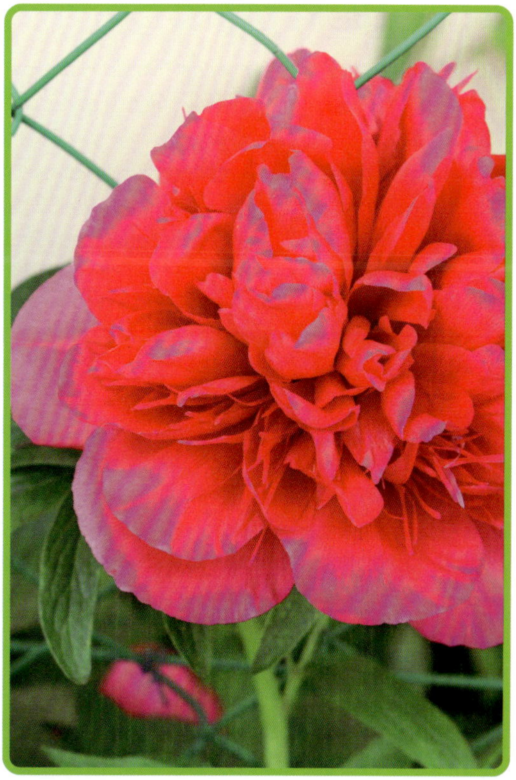

Pfingstrose

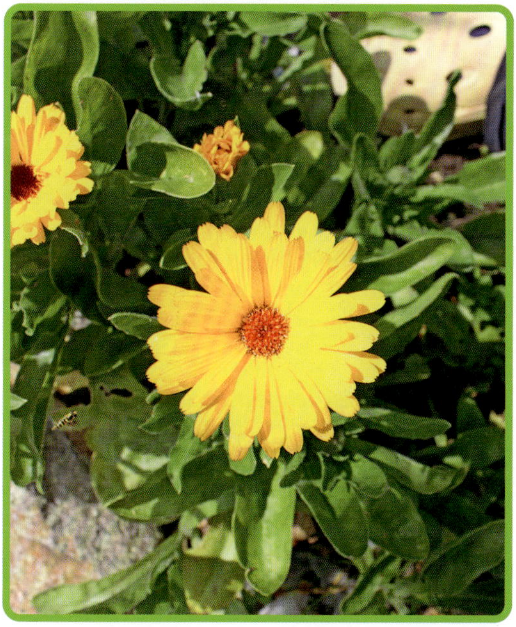

Ringelblume

Prostatatropfen

2 EL Haselnuss (Blätter), frisch
2 EL Pfingstrose (Wurzel), getrocknet
1 EL Schachtelhalm (Kraut), frisch oder getrocknet
1 EL Weidenröschen, kleinblütiges (Kraut), getrocknet
1 EL Ringelblumen (Blüten), frisch
1 TL Süßholz (Wurzel), getrocknet
0,5 L Alkohol, 70 Vol.-%

Frische Kräuter säubern und fein schneiden, alles zusammen mit dem Alkohol in ein Gefäß geben und 2 Wochen lang extrahieren lassen. Danach abpressen und abfüllen.

Verwendung
Vergrößerungen und Schwellungen der Prostata.

Dosierung
Mindestens 3 Monate lang täglich 2 bis 3mal 15-30 Tropfen einnehmen. Arztbesuche sind trotz dieser wirkungsvollen Tinktur unumgänglich!

Rachentropfen

1 EL Goldrute (Kraut), getrocknet oder frisch (1 Handvoll)

1 EL Huflattich (Blätter), getrocknet oder frisch (1 Handvoll)

1 EL Blutwurz (Wurzel), getrocknet

1 EL Veilchen (Blätter), getrocknet oder frisch (1 Handvoll)

1 EL Salbei (Blätter), getrocknet oder frisch (1 Handvoll)

1 EL Echter Eibisch (Wurzel), getrocknet oder frisch (1 Handvoll)

1 EL Mädesüß (Blüten), getrocknet oder frisch (1 Handvoll)

500 ml Melissengeist, 80 Vol.-%

100 ml Wasser

Eibisch und Blutwurz über Nacht im Wasser ansetzen. Am nächsten Tag in einem Topf zum Kochen bringen, abkühlen lassen und den Melissengeist und alle anderen Kräuter zufügen. 1 Tag lang abgedeckt ausziehen lassen, danach durchfiltern und abfüllen. Kann durch die Schleimkräuter leicht dickflüssig werden!

Verwendung
Halsschmerzen, Halsentzündung, Mandelentzündung, Stimmbandentzündung.

Dosierung
4mal täglich 20 Tropfen in heißem Tee einnehmen, zusätzlich mehrmals täglich verdünnt zum Gurgeln.

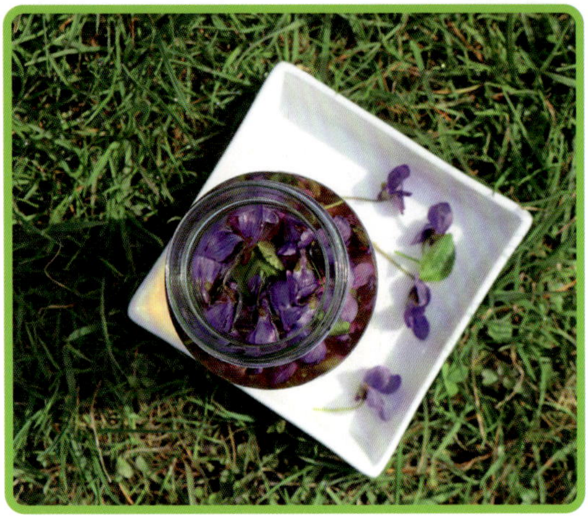

Schwindeltropfen

1 EL Lavendel (Blüten), getrocknet

1 EL Melisse (Kraut und Blüten), getrocknet oder frisch (1 Handvoll)

1 EL Rosmarin (Nadeln), getrocknet oder frisch (1 Handvoll)

1 EL Veilchen (Kraut und Blüten), getrocknet

2 EL Thymian (Kraut und Blüten), getrocknet oder frisch (1 Handvoll)

2 EL Traubensilberkerze (Wurzel), getrocknet

1 EL Gänsefingerkraut (Kraut, Wurzel), getrocknet

1 EL Salbei (Blätter), getrocknet oder frisch (1 Handvoll)

1 EL Kamille (Blüten), getrocknet oder frisch (1 Handvoll)

1 EL Schafgarbe (Blätter), getrocknet oder frisch (1 Handvoll)

1 L Apfelessig

100 g Honig

Essig aufkochen und die Kräuter zugeben, vom Herd nehmen und auskühlen lassen, noch lauwarm den Honig hinein rühren. Alles in ein Ansatzglas geben, verschlossen 10 Tage lang ziehen lassen, danach abseihen.

Verwendung
Störungen der Gleichgewichtsorgane mit Schwindel, Benommenheit, Unsicherheit in der Bewegung.

Dosierung
4mal täglich 20-30 Tropfen verdünnt einnehmen.

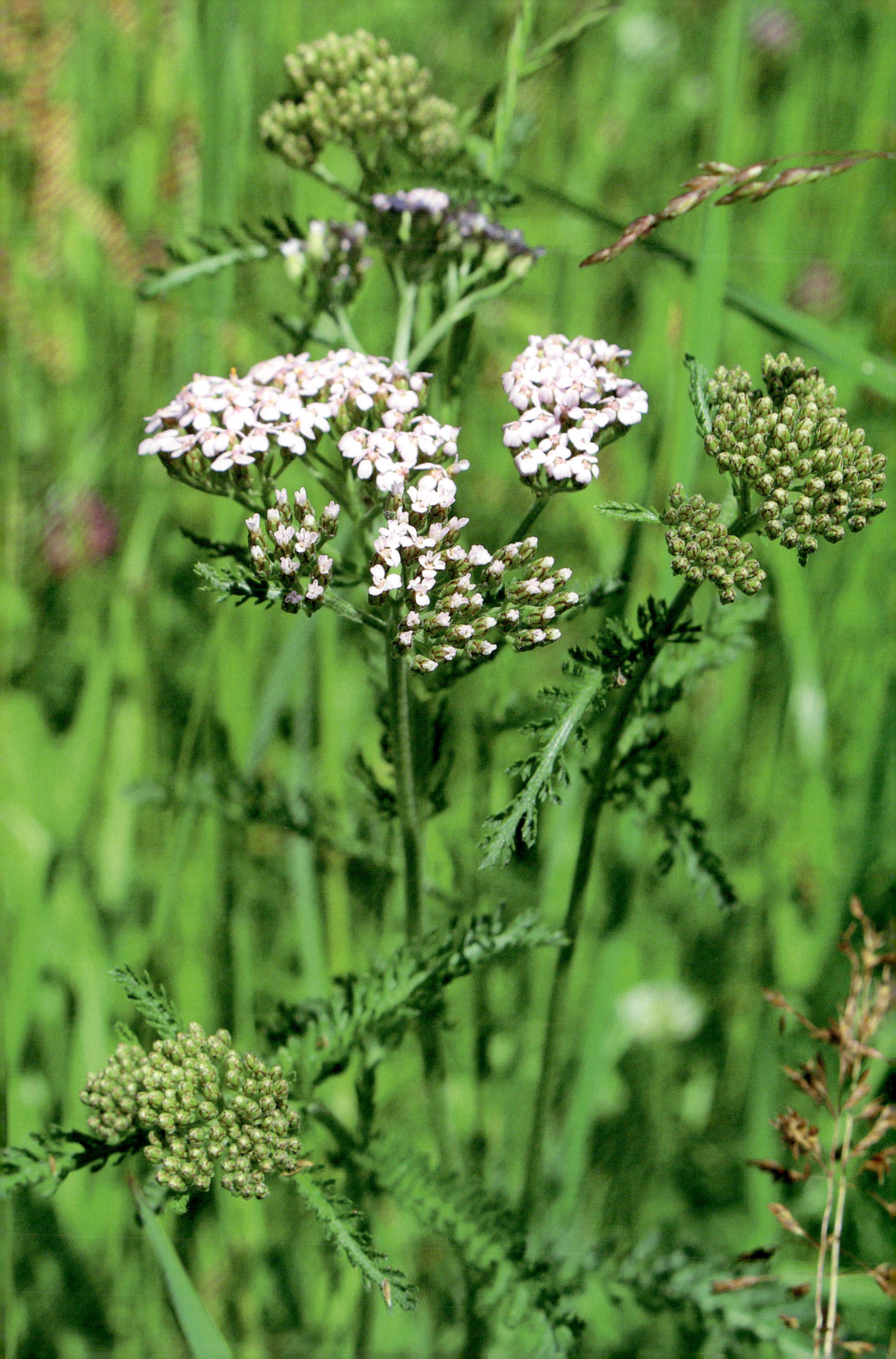

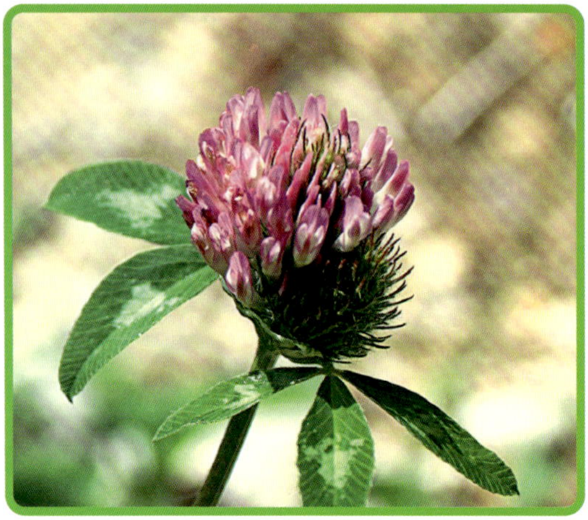

Rotkleeblüte

Tinnitustinktur

2 Handvoll Rotklee (Blüten), frisch

1 Handvoll Herzgespann (Kraut), frisch oder getrocknet (1 EL)

1 EL Chinarinde chinae succirubrae, getrocknet

1 EL Fenchel (Samen), getrocknet

1 EL Ringelblume (Blüten), frisch oder getrocknet

1 EL Melisse (Kraut), getrocknet oder frisch (1 Handvoll)

2 Chilischoten, möglichst aus Bio-Anbau

0,5 L Melissengeist

100 ml Wasser

Frische Kräuter sehr fein hacken, die Chilischote am besten mit Handschuhen und Augenschutz in kleine Stücke schneiden, dann mit dem Mörser zerreiben. Alles zusammen in den Alkohol geben und das Wasser zufügen. Verschlossen an einem dunklen Ort mindestens 3 Wochen lang ausziehen lassen, danach abfiltern und abfüllen.

Verwendung
Ohrgeräusche, beginnendem oder bereits bestehendem Tinnitus (begleitend zur ärztlichen Behandlung!).

Dosierung
Bei chronischer Erkrankung:
1 Monat lang 3 mal täglich 10-15 Tropfen verdünnt in Wasser oder Tee einnehmen, nun eine Pause von 1 Woche einlegen und weitere 3 bis 6 Monate lang einnehmen.

Venentropfen

2 EL Andorn (Kraut), frisch oder getrocknet (1 EL)

2 EL Bibernelle (Wurzel), frisch oder getrocknet (1 EL)

2 EL Brennnessel (Blätter), frisch oder getrocknet (1 EL)

3 EL Königskerze (Blüten), frisch oder getrocknet (2 EL)

2 EL Löwenzahn (Wurzel), frisch oder getrocknet (1 EL)

2 EL Schafgarbe (Kraut, Blüten), frisch oder getrocknet (1 EL)

0,7 L Alkohol, 70 Vol.-%

Frische Kräuter sehr fein schneiden, alles zusammen in ein weites Glasgefäß geben und für 2 Wochen an einem dunklen Ort extrahieren lassen, durchfiltern und abfüllen.

Verwendung
Zur Pflege und Stärkung der Venen, auch zur Herstellung von Salben und Einreibungen gut geeignet.

Dosierung
2mal täglich 10 Tropfen verdünnt einnehmen.

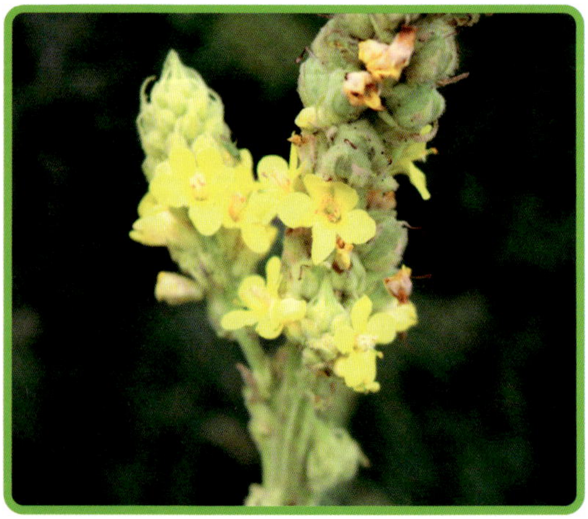

Königskerze

Verdauungstropfen

2 EL Nelkenwurz, getrocknet
1 EL Beifuß, getrocknet
30 g Ingwer, frisch
0,5 L Obstessig, biologisch

Den Ingwer schälen und in kleine Stücke schneiden, mit den Kräutern in einen Topf geben und mit dem Obstessig übergießen. Zum Kochen bringen, nach 3 Minuten den Herd abschalten und abkühlen lassen. Nicht absieben, alles zusammen in ein Glas oder eine weithalsige Flasche füllen. Nun 2 Wochen lang an einem kühlen Platz ruhen lassen, dann durchfiltern bis keine Rückstände mehr enthalten sind. Abfüllen und am besten im Kühlschrank aufbewahren; innerhalb von 4 Wochen verbrauchen.

Verwendung
Stärkt Magen und Darm, baut auf, harmonisiert die Verdauung, auch bei wechselndem Durchfall.

Dosierung
1-3mal täglich 1-2 TL verdünnt einnehmen.

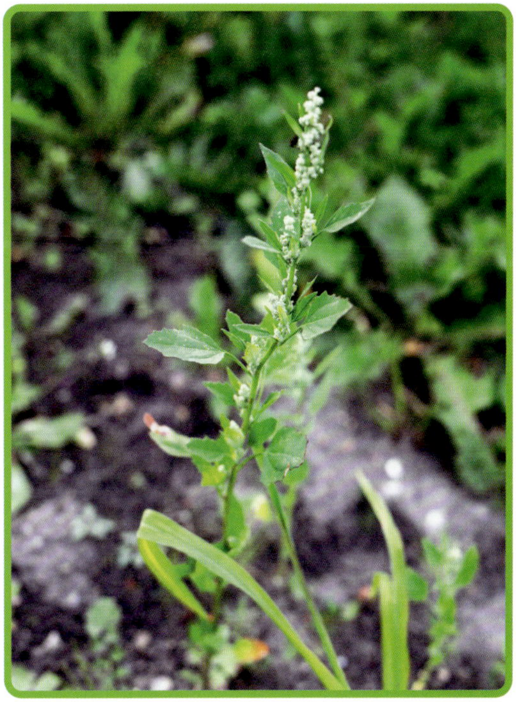

Gartenmelde

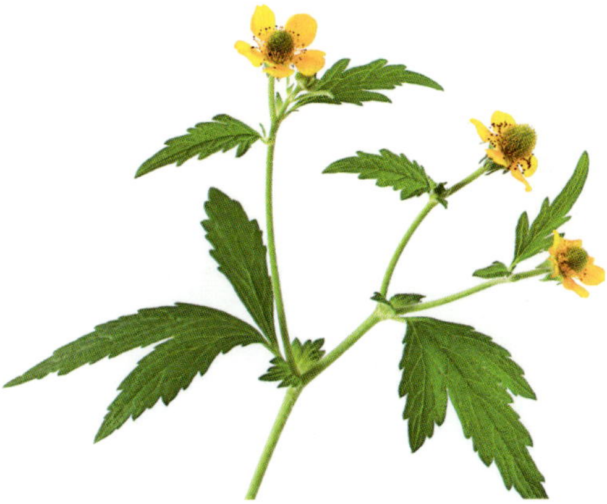

Nelkenwurz (Geum urbanum)

Verstopfungstinktur

1 EL Wegwarte, getrocknet
1 EL Schlehdornblüten, getrocknet
1 EL Garten-Melde (atriplex hortensis, Kraut), getrocknet
250 ml Apfelessig

Die Kräuter mit dem Apfelessig zum Kochen bringen, vom Herd nehmen und im Sud abkühlen lassen. In eine Flasche füllen und 2 Wochen lang an einem kühlen Platz ruhen lassen, nun absieben und abfüllen.

Verwendung
Fördert die Verdauung auf sanfte Weise, bei öfter auftretenden Verdauungsproblemen sollte der Arzt aufgesucht werden. Auch regelmäßige Bewegung und viel Wasser und Tee trinken hilft!

Dosierung
3mal täglich 30 Min. vor dem Essen 15 Tropfen verdünnt einnehmen.

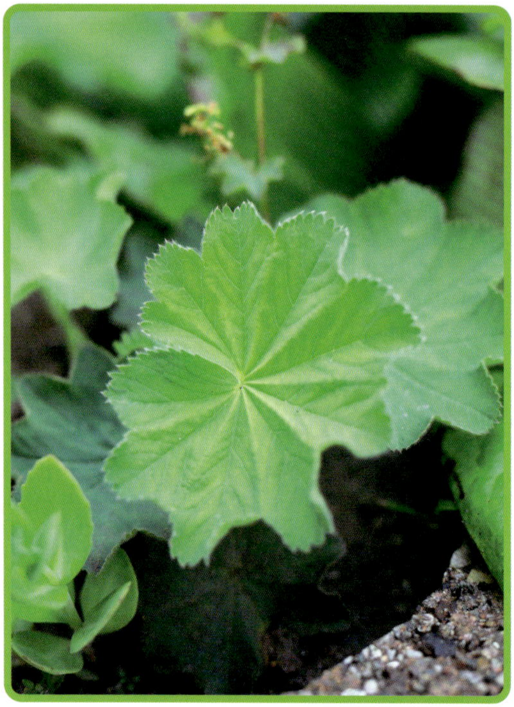

Frauenmantel

Verwendung

Menstruationsschmerzen, PMS, Wechseljahrsbeschwerden, Entzündung der Geschlechtsorgane, Hormonstörungen.

Gegenanzeigen

Verwendung der „Pille“ und starke Lichtempfindlichkeit der Haut, dann sollte Johanniskraut weggelassen werden. Bekannte Reaktionen oder Allergien auf einen der Inhaltsstoffe.

Dosierung

3-4mal täglich 10 bis 15 Tropfen einnehmen, bei chronischen Problemen bis zu 6 Monate, wobei gelegentliche einwöchige Pausen eingelegt werden sollten.

Weibertropfen

2 EL Schafgarbe (Kraut), getrocknet
2 TL Frauenmantel (Blätter), frisch
1 EL Ringelblume (Blüten), frisch oder getrocknet (2 TL)
2 TL Johanniskraut (Blüten), getrocknet
1 EL Melisse (Blätter), getrocknet
2 TL Pfingstrose (Wurzel), getrocknet
1 EL Gänseblümchen (Blätter), frisch
1 EL Baldrian (Wurzel), getrocknet
1 EL Mönchspfeffer (Samen), getrocknet
0,7 L Rotweinessig
100 g Honig

Wurzeln über Nacht im Essig ansetzen, am nächsten Tag zum Kochen bringen, frische Kräuter säubern und sehr fein schneiden und mit den getrockneten Kräutern in den kochenden Essig schütten, sofort vom Herd nehmen. In die noch warme, aber nicht heiße Flüssigkeit den Honig einrühren, abgedeckt 3 Tage lang an einem kühlen Ort ruhen lassen. Danach abseihen und abfüllen, im Kühlschrank aufbewahren.

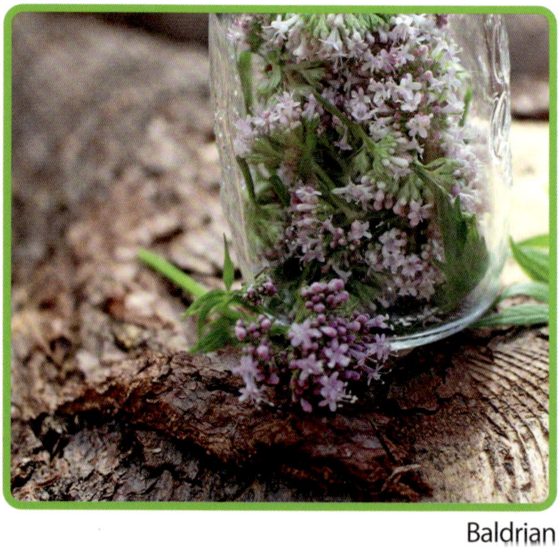

Baldrian

Zur äußerlichen Anwendung

Aknetinktur

1 EL Tulsikraut (ocimum sanctum), getrocknet
1 EL Melisse (Kraut und Blüten)
2 EL Arnika (Blüten), getrocknet
1 EL Holunder (Blüten)
1 EL Ringelblume (Blüten)
2 EL Gänseblümchen (Blätter), frisch
1 EL Schachtelhalm (Kraut)
1 EL Eichenrinde, getrocknet
350 ml Alkohol, 70 Vol.-%
250 ml Wasser

Kräuter in ein Glasgefäß schichten und mit dem Alkohol auffüllen, 4 Wochen lang ausziehen lassen. Nach dem Abfiltern die Kräuter mit dem kochenden Wasser begießen und 10 Minuten lang ziehen lassen. Filtern, den abgekühlten Sud mit dem Alkoholauszug vermischen.

Alternativ
Anstatt des Wassers wird 200 ml Hamameliswasser verwendet, das wir aber nicht erhitzen und mit dem gefilterten Kräuterauszug vermischen. Hamamelis wirkt stark adstringierend (zusammenziehend, was auf die großporige und fette Haut sehr positiv wirkt).

Dosierung
Zweimal täglich entzündete Stellen mit der Tinktur (bei sehr empfindlicher Haut nochmals 1:1 verdünnen) betupfen oder Waschungen vornehmen mit der verdünnten Tinktur (1:3).

Entzündungshemmer

1 EL Holunder(Blüten), getrocknet
1 EL Holunder (Blätter), frisch
1 EL Arnika (Blüten), getrocknet
1 EL Ringelblumen (Blütenblätter), getrocknet oder frisch (1 Handvoll)
1 EL Beinwell (Wurzel oder Blätter), frisch
300 ml Alkohol, 40 Vol.-%

Dosierung
2mal täglich entzündete Stellen mit der Tinktur (bei sehr empfindlicher Haut nochmals 1:1 verdünnen) betupfen oder Waschungen mit der verdünnten Tinktur (1:3) durchführen. Auch zur täglichen Hautpflege in fettarme Salbengrundlage eingearbeitet.

Verwendung
Akne, Behandlung von kleineren Verletzungen und Wunden.

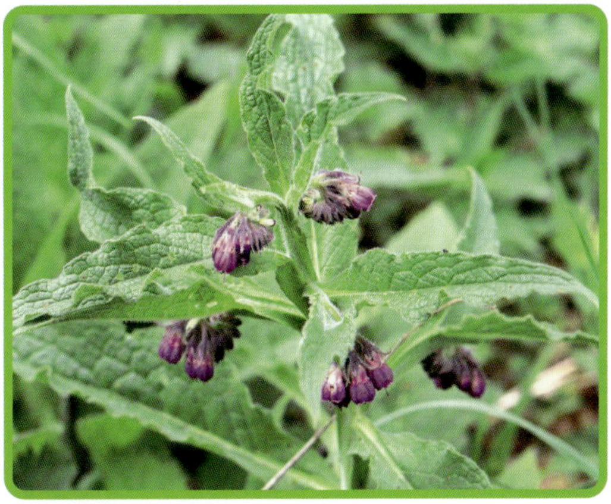

Beinwell

Hautpflegetinktur

1 TL Brombeer (Blätter) frisch oder getrocknet
1 TL Stiefmütterchen (Kraut), getrocknet
1 TL Petersilie (Blätter, Wurzel), frisch
1 TL Klettenwurzel (Wurzel), getrocknet
1 TL Brunnenkresse (Kraut), getrocknet
1 TL Liebstöckel (Wurzel), frisch oder getrocknet
1 EL Birke (Blätter), frisch oder getrocknet
1 EL Ringelblume (Blüten), frisch oder getrocknet
200 ml Alkohol, 50 Vol.-% oder Franzbranntwein (bei fetter und unreiner Haut)
200 ml Rosenhydrolat

Kräuter (Frische werden vorher fein geschnitten) in ein Glas geben, mit dem Alkohol auffüllen bis sie gut bedeckt sind, 2 Wochen lang ausziehen lassen, danach durchfiltern und mit dem Rosenhydrolat vermischen.

Verwendung
Pflegt, beruhigt und desinfiziert sanft die Haut.

Dosierung
Auf einen Wattebausch geben und die gereinigte Haut 1-2mal täglich sanft abtupfen.

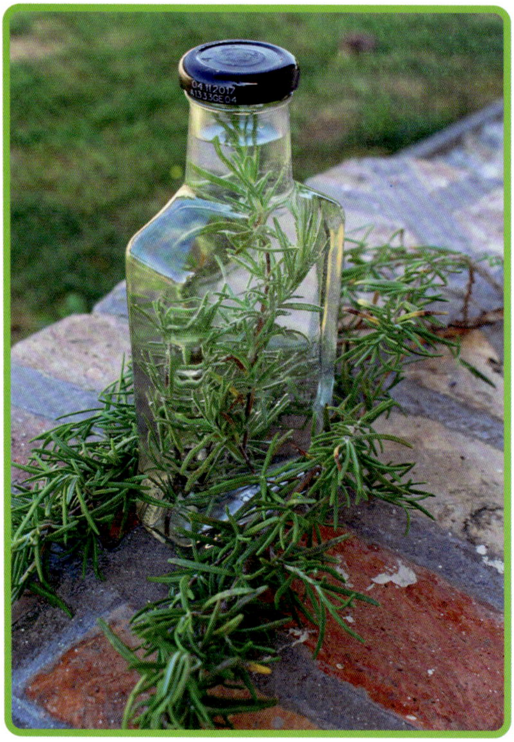

Rheumatinktur

2 EL Arnika, getrocknet

2 EL Rosmarin, getrocknet

1 EL Lavendel (Blüten), getrocknet

1 EL Melisse, getrocknet

3 EL Weidenrinde, getrocknet

500 ml Franzbranntwein mit Menthol oder Kampfer, ca. 50 Vol.-%

20 Tropfen Eukalyptusöl, ätherisches

Die Kräuter vermischen und in ein Glas schichten, mit dem Franzbranntwein begießen, so dass alle Teile gut bedeckt sind. 3 Wochen lang ausziehen lassen, danach absieben, setzen lassen und am nächsten Tag nochmals durchfiltern. Nun das Eukalyptusöl zufügen.

Verwendung
Verdünnt für Umschläge, Wickel, Teilbäder; zur Einreibung in eine Salbengrundlage oder ein Massageöl (Schüttellotion) einarbeiten.

Dosierung
Täglich bei Schmerzen mehrmals anwenden.

Schwächebadetinktur

3 EL Arnika (Blüten), getrocknet

2 EL Kamille (Blüten), getrocknet

2 EL Holunder (Blüten), getrocknet

3 EL Heublumen, getrocknet

2 EL Kalmus (Wurzel), getrocknet

3 EL Lavendel (Blüten), getrocknet

3 EL Thymian (Blüten), getrocknet

2 EL Rosmarin (Nadeln), getrocknet

3 L Obstessig

Die Kräuter mischen und im Obstessig über Nacht kalt ansetzen. Am nächsten Tag zum Kochen bringen und 5 Minuten lang aufkochen. Danach abkühlen lassen und 3 Tage lang abgedeckt an einem kühlen Ort im Sud ziehen lassen. Abfiltern, den Kräuteressig kühl aufbewahren.

Verwendung
Schwächezustände nach Krankheit, in der Rekonvaleszenz.

Dosierung
Täglich 100 ml davon als Badezusatz verwenden. Nach dem Bad kalt abduschen, damit sich die Poren schließen!

Gegenanzeigen
Fieber und akute, fieberhafte Zustände.

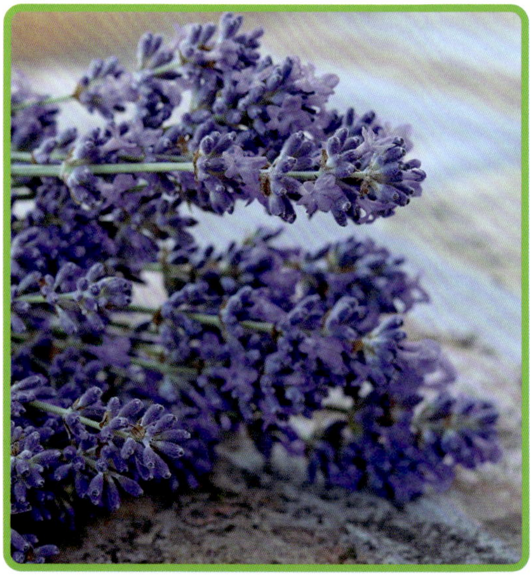

Lavendel

Venentinktur

10 Rosskastanien, frisch
1 Handvoll Beinwell (Blätter)
500 ml Franzbranntwein, ca. 50 Vol.-%

Die Kastanien mit einem scharfen Messer in grobe Stücke hacken, die Beinwellblätter fein schneiden, alles in ein Gefäß geben. Mit dem Franzbranntwein übergießen und für 6-8 Wochen ziehen lassen. Danach abseihen und möglichst in einem dunklen Gefäß aufbewahren.

Verwendung
Nur äußerlich: Veneninsuffizienz, schwere und angeschwollene Beine, Schmerzen in den Beinen (keine offenen Stellen!); verdünnt für Umschläge oder in eine Salbengrundlage einarbeiten.

Dosierung
Zur täglichen Einreibung bevorzugt abends pur oder auch als Wickel (1:3) mit Wasser verdünnt.

Wehwehchen-Honigtinktur

100 g Honig vom Imker
10 g Alant (Wurzel), frisch
10 ml Propolistinktur
10 ml Echinacea-Tinktur

Alantwurzel klein schneiden. Alles miteinander gründlich verrühren. 3 Wochen lang in einem Glas ziehen lassen, dann filtern.

Verwendung
Äußerlich für kleinere Wunden und entzündete Hautstellen, auch Pickel und Ekzeme. Der Honig bekämpft Bakterien und Erreger und zieht die Wundflüssigkeit heraus. Propolis und Echinacea regen die Heilung an und desinfizieren ebenfalls. Alantwurzel hilft bei der Abheilung und lindert Juckreiz.

Dosierung
Mehrmals täglich auf die saubere Stelle auftragen oder auf ein Mulltuch streichen und auf die Wunde legen. Pickel mit einem getränkten Wattestäbchen einstreichen.

Wer die Tinktur sofort benötigt, rührt sie einfach ohne den Alant an.

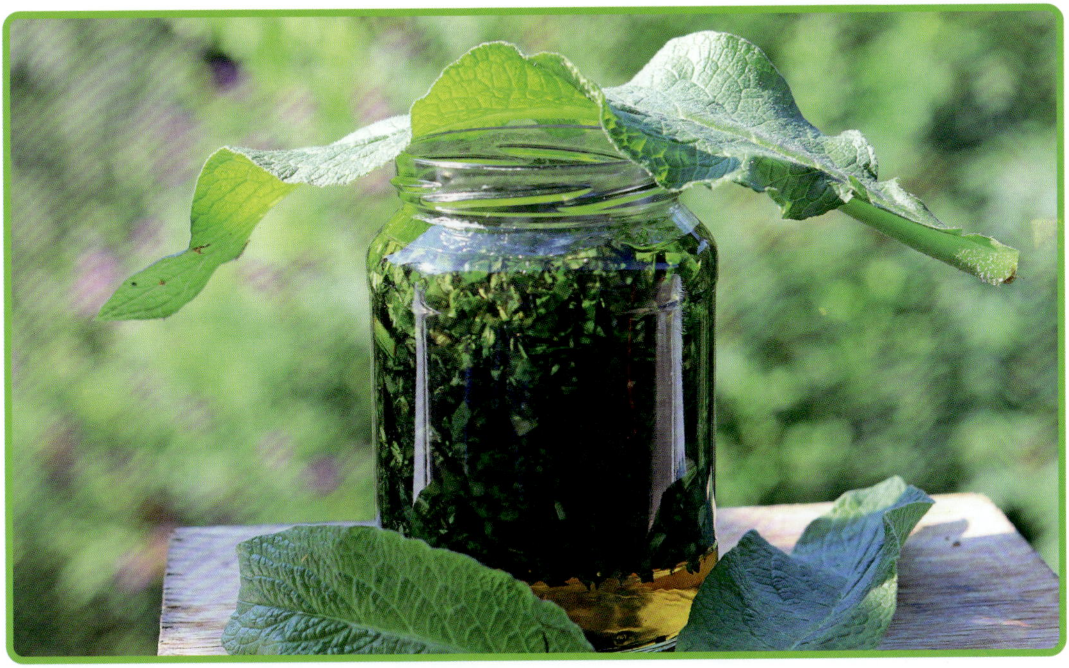

Wundheil-Tropfen

1 EL Ringelblume (Blüten), getrocknet oder vorzugsweise frisch (2 EL)

1 EL Thymian (Blüten, Kraut), getrocknet

1 EL Schafgarbe (Blüten, Kraut), frisch oder getrocknet

1 EL Spitzwegerich (Blätter), frisch

2 EL Johanniskraut (Blüten, Kraut), getrocknet

2 EL Kamille (Blüten), getrocknet

1 EL Gänseblümchen (Blätter), frisch

500 ml Melissengeist, 80 Vol.-%

50 ml Wasser

Frische Kräuter fein hacken, alles zusammen in einem Glasgefäß verschlossen an einem kühlen Ort 4 Wochen, evtl. auch länger ausziehen lassen. Danach durchfiltern und dunkel aufbewahren. Diese Tinktur sollte man immer vorrätig haben für kleine „Notfälle"!

Verwendung
Leichte Verletzungen der Haut, kleinere Wunden, die nicht vom Arzt versorgt werden müssen.

Dosierung
Mehrmals täglich für Umschläge und Waschungen mit Wasser verdünnt.

Alkoholische Tinkturen sind, sofern sie sachgemäß (also gut verschlossen, kühl und vor allem dunkel) gelagert werden, sogar jahrelang haltbar und verderben nicht. Der Wirkstoffgehalt selbst baut sich ab 1 Jahr jedoch langsam ab. Dennoch können auch ältere Heilpflanzentinkturen noch als Badezusatz, für Wickel, Umschläge oder für die Salbenherstellung gute Dienste leisten!

Zahnfleischtinktur

1 EL Arnika (Blüten), getrocknet

2 EL Salbei (Blätter), getrocknet oder frisch

3 EL Kamille (Blüten), getrocknet

3 EL Eichenrinde, getrocknet

1 L Weinessig

Die Eichenrinde über Nacht im Weinessig ansetzen. Anderntags zum Kochen bringen und die restlichen Kräuter zugeben. Einmal aufwallen lassen, dann vom Herd nehmen, 3 Tage lang in einem Gefäß lassen. Dann durchfiltern, abfüllen und im Kühlschrank aufbewahren.

Verwendung
Blutungen und Entzündungen des Zahnfleisches, Parodontose, (Abklärung beim Zahnarzt!), Empfindlichkeit und Schmerzen von Zähnen und Zahnhälsen.

Dosierung
2 bis 3mal täglich verdünnt mit lauwarmen Tee die Mundhöhle durchspülen. Blutet das Zahnfleisch nicht mehr und sind keine eitrigen Entzündungen vorhanden, kann man auch nur Wasser verwenden.

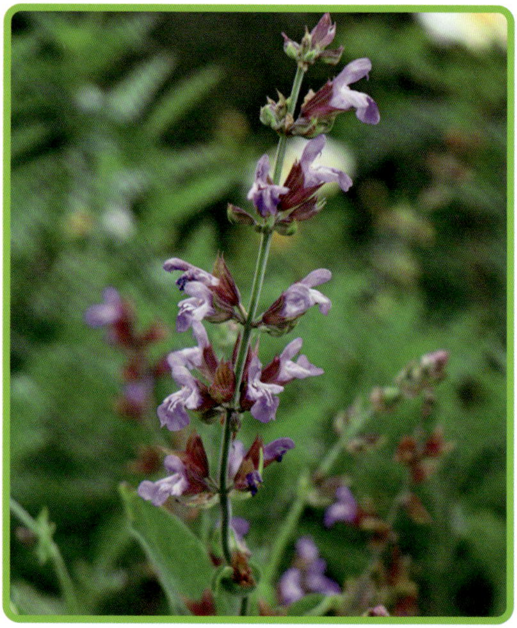

Salbei

Zellulite-Tropfen

Zellulite-Tropfen I

30 g Kolanüsse, gemahlen
1 EL Kaffeebohnen, gemahlen
1 EL Wacholder (Beeren)
2 EL Wassernabel centella asiatica (Kraut), getrocknet
2 EL Wein (Blätter), getrocknet oder frisch (4 EL)
400 ml Franzbranntwein, ca. 50 Vol.-%

Zellulite-Tropfen II

1 EL Schachtelhalm
2 EL Pfefferminze
1 EL Lavendelblüten
500 ml Apfelessig, naturtrüb

Alles in einem Glas vermischen und 14 Tage lang (II. 3 Wochen lang) verschlossen ruhen lassen. Täglich gut schütteln, danach durch einen Kaffeefilter abseihen und verschlossen aufbewahren.

Wirkung
Zusammenziehend, entstauend, entschlackend.

Verwendung
schwere und geschwollene Beine, Fett- und Wasseransammlungen in den Beinen und unteren Extremitäten.

Dosierung
1 bis 2 mal täglich zur Einreibung der betroffenen Partien, verschüttelt zum Beispiel mit maximal 1:3 Ringelblumenöl eine gute und wirksame Einreibung; als Badezusatz in lauwarmen Bädern oder Waschungen, auch zum Mischen mit einer schnell einziehenden, nicht fettenden Körperlotion geeignet.

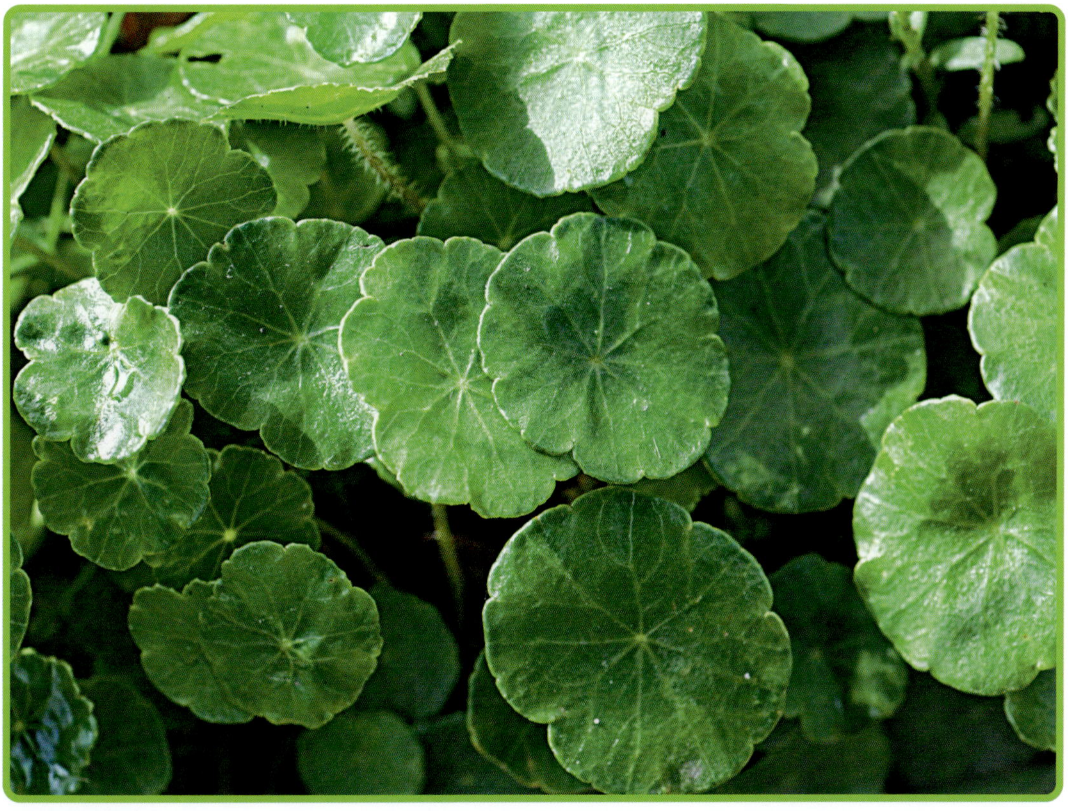

Wassernabel

Alphabetisches Register der Anwendungsmöglichkeiten

A

B

D

E

F

G

H

I

K

L

Alphabetisches Register der Kräuter

Rezeptregister

Bezugsadressen

Pflanzliches Glycerin, Kräuter, Blüten:
Dragonspice Naturwaren Versand
Inh. Christian Recke M. A. Ethnologe
Im Staudfuß 4
72770 Reutlingen
Tel: 07121/5939980
www.dragonspice.de

Schlehdornblüten und viele Kräuterraritäten:
Hofapotheke St. Afra
Hoher Weg 11
86152 Augsburg
Telefon 0821/343470
Fax 0821/3434734
info@hofapotheke-augsburg.de

Diverse Kräuter und Blüten:
Kraeuterhaus.net
Anke Maack
Lange Reihe 70
20099 Hamburg
Telefon 040/24 93 56
info@kraeuterhaus.net

Wassernabelkraut:
Holger Senger
www.Naturix24.de
Bachstrasse 2
37127 Dransfeld

Ansatzalkohol mit 80 Vol.-% ist relativ preisgünstig in Supermärkten in Österreich und Italien erhältlich. Außerdem erhält man viele Produkte über diverse amazon Verkäufer sowie in Apotheken.

Weitere Informationen, Rezepte und Tipps für Kräuter- und Naturinteressierte finden Sie kostenlos auf dem Blog

www.Krautgeschwister.de

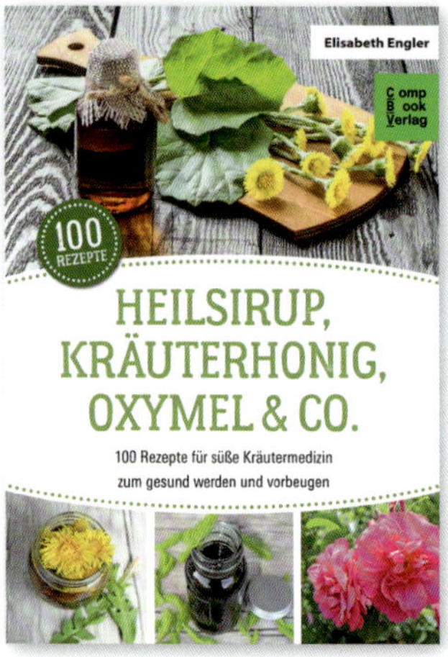

Heilsirup, Kräuterhonig, Oxymel & Co.

100 Rezepte für süße Kräutermedizin
zum gesund werden und vorbeugen

96 Seiten

ISBN 978-3-934473-68-3

Sammeln und verarbeiten wir gemeinsam unzählige heilende Wildkräuter zu wirkungsvoller Naturmedizin. Brauen Sie leckeren Hustensirup, rühren feinen Kräuterhonig an oder ziehen heilende Inhaltsstoffe aus Kräutern und Gewürzen für altbewährten, jedoch vielerorts bereits in Vergessenheit geratenen Oxymel (Sauerhonig). Wer sich lieber im Handel bedient, kann die Zutaten auch käuflich erwerben, angegebene Bezugsquellen helfen weiter.

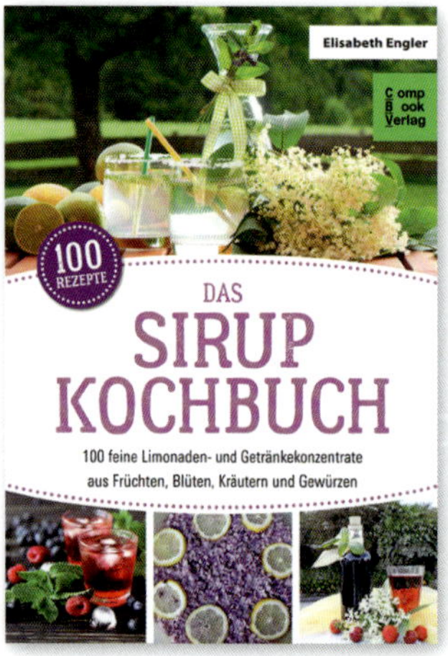

Das Sirup Kochbuch

100 feine Limonaden und Getränkekonzentrate
aus Früchten, Blüten, Kräutern und Gewürzen

96 Seiten

ISBN 978-3-934473-47-8

Hier finden Sie über 100 Rezepte für erfrischenden Sirup aus Früchten, Kräutern, Blüten und Gewürzen. Für jede Jahreszeit und jede Stimmungslage ist da etwas dabei: lecker, gesund und günstig. Das Grundlagenwerk zum Thema Sirup und Limonadengetränke, auch für die Zubereitung mit Zuckeraustauschstoffen wie Xylit geeignet für den kalorienarmen Genuss.

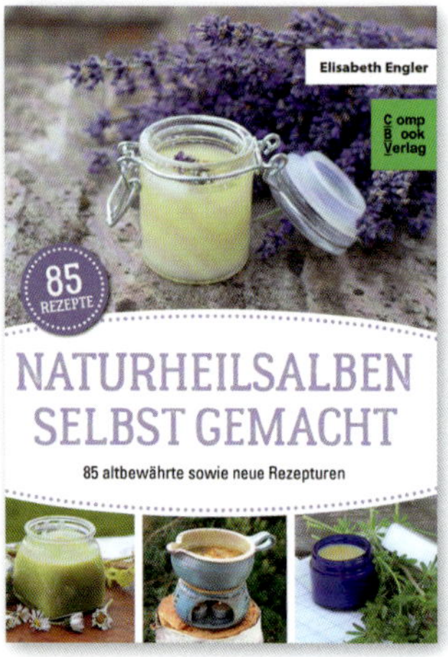

Naturheilsalben selbst gemacht

85 altbewährte sowie neue Rezepturen

88 Seiten

ISBN 978-3-934473-84-3

Die umfangreiche Salbenküche mit 85 Rezepturen für Heilsames und Pflegendes aus Kräutern, Wurzeln, Gewürzen und feinen Ölen, schnell selbst gerührt zur Linderung kleinerer und größerer Wehwehchen. Fortgeschrittene und auch Anfänger können diese wunderbaren Salben selbst herstellen. Viele frische Bestandteile lassen sich im Garten, Wald und Wiese finden und sammeln. Die Herstellung der meisten Heilsalben macht wenig Mühe, dafür viel Freude.